战胜

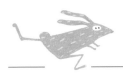

翻开就能用的
躁郁治疗手册

躁郁

夏一新 —————— 著

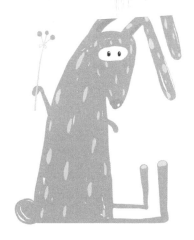

中国法制出版社
CHINA LEGAL PUBLISHING HOUSE

　　本书旨在让大众更了解与认识躁郁症，书中所介绍的医疗行为（如疾病诊断、药物治疗、心理治疗等），仅适用于一般通则之状况，无法针对每位患者的个别差异性进行深究与讨论。

　　本书的介绍无法取代正规的精神医学诊断与治疗。若读者觉得自己或亲朋好友可能有相关的困扰，仍须至各大医院、精神科诊所进行咨询。

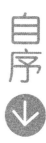

自序

　　打从进入精神科领域行医迄今已逾二十年，大部分时间都放在抑郁症及躁郁症（双相障碍）的生物病因、诊断及治疗上。及至一九九五年出国进修，博士论文专攻"神经传导物质"如血清素、肾上腺素、多巴胺及 γ-氨基丁酸（GABA）在躁郁症生理病理学病因及其最新药物发展中所扮演的角色，这才更加深我对躁郁症的探究兴趣。

　　近年来民众身心压力骤增，情绪浪潮蔓延力量波及整个台湾地区，身心科诊所的数量明显增加。无论社会经济地位是蓝领白领、地理位置是北南西东，在抑郁与躁郁的情绪影响下，若生病的民众未及早获得良好的诊疗，后果严重时都将可能导致身心失能、家庭破碎，甚至自杀身亡。

高科技产业领域在短短几年间，一下子陨落了多位优秀人才。媒体除报道这些人才过世外，也试图揣测这些人去世的真实原因。事实上，回顾这些人才的过往背景，除了报纸杂志强调的"抑郁情绪""工作过劳""压力太大"及"追求完美性格"外，有许多在生活及工作细节也透露了蛛丝马迹，暗示着这些人可能潜存"躁郁体质"，而非单纯的抑郁作祟。

此外，让人印象最为深刻的莫不过名演员罗宾·威廉姆斯的陨落。他是一位深受众多观众喜爱，屡屡在各大影展中展现锋芒的演员。喜剧主角竟然也走向自杀一途，让人不胜唏嘘。事实上，在威廉姆斯自杀前，他承受了莫大的工作、财务与感情压力，他的妻子也曾公开表示，威廉姆斯其实长期承受躁郁、焦虑与早期帕金森病的影响。让威廉姆斯选择自杀的原因虽已难以考究，但躁郁症确实是使他走向死亡不可忽视的推力之一。

躁郁症由轻到重，至少可分为五型。许多研究发现，躁郁症患者自杀的风险比单纯的抑郁症患者还高。同时，在治疗上若没有正确的诊断，只被误诊为焦虑症、失眠、自律神经失调或单纯的抑郁症。未能正确治疗，病情可能被延误甚至恶化，更增加自杀的可能。

本书之撰写及编排尽量避免教科书方式和使用过多的医学名词，好让没有医学背景的读者能够方便地阅读。另外，也尽量以一标题、一小节的方式来书写，读者可以随手取阅、随时可读，无须从第一页看到最后一页；编写的内容也都是一般患者在门诊常提出的问题，大家可从自己感兴趣或好奇之处读起。

此外，本书另一特色为不光是从生理病理及药理的角度来探索躁郁疾患，还从性格、人际关系、生活压力等角度切入探讨。此外，也提供许多小提醒及注意事项于内文中，让读者大众能够很快地提纲挈领，抓住重点。如果您拿起本书，能够持续地阅读一阵子，而不会立即放下或去选看别的书籍，表示您对本书的议题感兴趣。

虽然已有许多撰写优良、畅销热卖之躁郁症相关书籍，但我个人仍有心愿，希望将自己对此疾患诊治的心得出版成册，印刷发行，提供社会大众参考。也希望借由本书之出版，可以使有躁郁疾患成员的家庭有所获益，嘉惠社会大众。

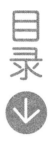

目录

01

原来情绪也会生病

02

认识躁郁情绪

03

躁郁有好多种

04

不只有躁郁

05

为什么我会得躁郁症

06

躁郁症，不是一个人的事

07

躁郁治疗就医指南

08

服药是治疗的重要手段

09

迎战躁郁，生活必须改变

10

有压力，该怎么办

11

给躁郁亲友的生活指南

01

原来情绪也会生病

失眠、焦虑、自律神经失调背后的秘密

李小姐，二十五岁，平面设计师，标准的夜猫子，自叹与周公缘分浅薄。重度失眠患者。打从十七岁第一次失眠开始，每次睡不着时，身体明明累得半死，脑袋就是无法关机，东想西想，停不下来。看着窗外天色越来越亮，但就是睡不着。即使睡着，也是浅眠、多梦、易醒。某晚上厕所时才发现，自己的黑眼圈已经越来越严重了。

黄小姐，三十七岁，某私立初中班主任。带领的班级在考试成绩、清洁及秩序比赛中，总是名列前茅。对学生采取严格、高度要求的教育理念，深获家长的信任与爱戴。某次健康检查发现自己"自律神经失调"。回想起来，自己确实经常有头痛、胸闷、心悸、呼吸急促的症状，医生还说自己有肠燥症。

吕小姐，四十二岁，家庭主妇，独生女大学毕业后，考取律师资格进入事务所。跟邻居街坊相处时，总是笑眯眯的，但和丈夫相处时，却像吃了炸药，三不五时吵架。对吕小姐来说，生活就是不断地操心大小事，无法静下心来。经常焦虑、不安、易怒、暴躁，总是觉得哪里不对劲，却又说不上来。

张先生，四十六岁，职场主管。说话大声，速度快而且滔滔不绝，无法中断。冲锋陷阵第一人，被下属称为"无敌张"，处理公务就事论事，一丝不苟，完美主义，不容许错误。火气爆发时，无人招架得住。但私下又是一个见义勇为，路见不平的人。压力大时，张先生不为人知的秘密就是猛吃甜食、喝咖啡和珍珠奶茶等。之前，张先生曾因经常喝酒，喝到肝功能出状况，才刚戒酒一阵子。

根本来说，是情绪出了问题

上面这几个临床实例读起来是否格外熟悉？哪些片段曾发生在自己或家人朋友身上？事情是否真的只是单纯的工作压力过大、失眠？自律神经失调？抑或只是脾气、个性不好呢？事实上，这些状况可能不只是表面上看起来那么单纯，背后大有玄机。

躁郁常被描述为变色龙，每位躁郁患者的临床表征可能都不一样。即便在同一位患者身上，每次轻躁、躁狂、抑郁的情况也不一定相同。

躁郁症的病程中，情绪发作是一阵一阵的。某些时候，患者没有任何症状，情绪稳定正常，和常人没两样。没症状的期间可长可短，长的可达数年。这也表明，要判断一个人是否罹患躁郁症，需要谨慎且完整地去了解这个人一生中的状况。

首次就诊时，患者通常会主动表达自己身体上的不舒服。最常见的有：睡不好、焦虑紧张恐慌、这边痛那边痛、做事情容易恍神、注意力不集中、记忆力退化、容易健忘。觉得自己可能有自律神经失调，抱怨许多身体不适，诸如头晕、头痛、耳鸣、腹胀、腹泻、肩颈酸痛等，经过许多检查，却都发现结果正常。最后，也有些患者来就医是因为家人实在无法忍受患者脾气不好、情绪控制差、爱大声骂人、暴怒时摔东西等。上述症状的背后都有个共同处，那就是"情绪"出了问题。

看医生要找到问题的根源

多数躁郁症患者在状况好时和一般人没有两样。但在躁狂发作时，往往翻脸不认人，易怒、冲动、暴躁；又或者在轻躁发作时，显得特别有精神，朝气十足、效率特佳。但抑郁时，又完全变了一个样。

此外，有群患者对于自己的低落情绪、睡不着症状感受深刻，因而深深觉得自己罹患失眠、抑郁。当仔细诊疗后，医生说"您可能有躁郁症"时，患者往往会出现诧异的反应："为什么？我只是失眠，你说我是躁郁？"又或者表示："我明明很抑郁，为何你说我是躁郁？"事实上，患者观察到的症状很可能都只是冰山一角，问题核心往往是情绪波动、狂潮起伏，才导致相关身心症状出现。治疗上，唯有抓住核心情绪症状，才能有效地对症治疗，从根本上改善患者的状况。

许多躁郁患者在平时都会感受到情绪的起伏，一下子心情不错，但没过多久，心情就又掉到谷底，显得郁郁寡欢。另外有些患者则有浮躁、不耐、无法静下心的感觉，这些状况背后，都反映出个人在情绪上不稳定的特质。本书想讨论的躁郁症，正是一个由这些情绪不稳定、过度变化所构成的情感性疾患。

如果情绪问题才是根源，问题就不仅只是表面上看来的失眠、焦虑、自律神经失调，若只针对这些症状进行治疗，很显然只是治标、不能治本。确实，有很多患者到处求诊，就是因为失眠怎么看都看不好；自律神经怎么医治仍然失调，身体毛病一大堆，焦虑感依然挥之不去。背后的关键因素就是没有考虑到，原来这些症状的根源竟是躁郁情绪。而那些让人困扰的症状往往只是表层。若无法"对症下药"，从问题根源来治疗，即便表层症状改善，往往也只是一时的改善。

问世间情是何物

本书探讨的重点是躁郁症，而躁郁是一种情绪疾病。因此，认识"情绪"是必须的。提到情绪时，许多人会想到心情、脾气这些词汇，或者更直接地想到喜、怒、哀、乐这些感觉。

早在古代，情绪就是古人感兴趣的话题了。成语七情六欲便是个好例子。究竟这七情是哪七情？不同人有不同的见解。孔子说七情是"喜、怒、哀、乐、爱、恶、欲"，老子把其中的"乐"换成"惧"，王安石则认为"爱"应该换为"好"。但无论这之间的差异在哪儿，这些古人的观察都大抵简要地归纳出了情绪的多元性。

> **躁郁症**
>
> 此种疾患，由轻到重，并非一般民众所想一定就是很可怕的第一型躁郁症，一定要有精神病、暴力、破坏或伤人的倾向。

情绪的定义

在医学与心理学中，情绪仍是个持续被讨论的热门议题。不同研究者在定义情绪时，偏重的要点可能仍有差异。丹尼尔·戈尔曼是提出情绪商数（EQ）的学者，他认为情绪是一种"感觉及其特有的思想、生理与心理的状态，伴随相关的行为倾向"。另一位心理学家理查·拉查兹则认为，"情绪是我们因外在或内在环境转变而产生的生理上、主观意识上和行动倾向上的反应"。心理学者张春兴则认为，"情绪是受到某种刺激所产生的身心激动状态，此状态包含复杂的情感性反应与生理的变化"。

这些看法之间有些重叠，有些独立，但整体而言，把这些看法归纳起来，情绪可以这样来理解：情绪是一个复杂的概念，包含了各种情感；当人类从外界环境获得信息时，经过个人主观理解、归因而出现了情绪。在情绪运作的过程中，个人的想法、身体感觉和行为都会与情绪互相影响。

情绪像海浪，发狂变海啸

不同的情绪如同生活里的调味料，有酸、甜、苦、辣等不同滋味，为人生增添了些许色彩。少了情绪的人生，可能就跟广告台词所说的，"是黑白的"。但是，一道美味的料理需要厨师精准地使用调味料来加分。有调味料本身是件很棒的事，但调味料若放太多，那种过咸的滋味可能让原本精彩的料理大大扣分。情绪也是一样，一旦失控，将使生活失去平衡，也会带给自己与身旁亲友极大的困扰。

情绪失调的定义

在界定情绪失调时，最常使用的三个指标有：

• **情绪反应持续太久**：当一个人持续抑郁超过"两个星期"、持续躁狂超过"一个星期"时。引号里所提到的维持时间就属于持续过久的范例。

• **情绪反应过度强烈／过度微弱**：面对不同生活中的大小事，每个人都会有情绪反应。整体而言，面对事情的反应程度，大多数人是差不多的。但当个人情绪反应超过或远低于一般预期时，已可以算是情绪失衡。像是因一点小事情就大发雷霆、动怒、破口大骂、歇斯底里，这样的反应便超出一般状况的预期。

• **情绪变化过于快速**：不同性质的事情会让人有不同的情绪反应。但有时患者情绪转换的速度过快，超出一般预期。像是在一天内，一会儿开怀大笑、精力充沛，过一会儿却变得垂头丧气、泪如雨下。这种快速变化的状况也是一种情绪失衡的表现。

躁郁症分类有很多种，但大抵而言，躁郁患者皆是在"躁"与"郁"这两种情绪上，或停留时间过久、反应过于强烈，抑或情绪转换过快。不管是躁或郁，这样的情绪都会带给患者很明显且不适的感受。

情绪就如同海浪一般，一波一波，有的浪来得快又急，有的浪则缓慢而持续地前进。无论如何，当这些情绪的浪潮过度席卷而来，已从海浪转变为"海啸"，超过自己所能招架的范围时，协寻专业医生的帮助，平安度过每次的情绪海啸，才是最务实的做法。

02

认识躁郁情绪

躁郁有轻重之分

躁郁症是一种广泛、笼统的诊断名称。大致来说，每个躁郁症患者的症状都不太一样，每个患者在不同阶段症状看起来也会有差异。如以下几个例子：

- 有些人以躁的情绪为主、有些人以郁的情绪为主。
- 有些人的躁来得很急，有些人的躁则来得较缓慢。
- 有些人的躁只出现几天，有些人的躁则维持很久。
- 抑郁也是，有的人重郁快速发作、有些则心情被逐渐侵蚀。
- 有些人的郁只出现几天，有些人的郁会持续很久。
- 有些躁的程度很强烈，有些躁的程度则比较轻微。
- 有些抑郁很轻、有些抑郁则严重到难以承受。

更复杂的是，有些人同时会出现躁和郁的情绪，有些则是在躁和郁两种情绪之间转换游走。躁郁症就是一个如此复杂而多样化的疾病。因此，不见得每个患者都能体认到"原来我有躁郁症"的事实。同时，在躁郁症的治疗上，也会面临一定的难度。

躁郁症状如同变色龙

最常见的几种躁郁症彼此之间的临床表征也可能产生极大的差异,就算在同一个患者身上,躁、郁两种情绪发作时,也会有很不同的样貌。大抵而言,所有的患者都是在躁与郁上出现失调的情况。依据患者不同的情绪发作,医生会进行诊断性会谈,搜集相关资料,判断患者是属于哪一类型的躁郁症,然后才能安排适当的治疗。

由于躁郁症是一个发展许久的诊断名称,在不同的年代、研究领域中,读者可能会听到它不同的名字。在台湾地区,其他常见的名字还有:双极性疾患、双极性情感疾患、躁狂抑郁症、双极性障碍、双极性精神失调疾患,大陆则称其为双相情感障碍。在台湾地区,最耳熟能详的或许就是俗称的躁郁症了。为了让民众能够比较容易理解此疾病,本书统一采用"躁郁症"的称呼,并无任何污名化此精神疾患的意思。

躁郁有多常见

在特定地区，躁郁症经常发生，医学上称为"盛行率"。在美国，躁郁症盛行率为零点零一到零点零二，即每一百人中，就有一位到两位躁郁症患者。这是比较严格的躁郁诊断标准统计的结果。

若将躁郁标准放宽，把任何曾有躁狂、轻躁、混合状态的人一起纳入统计，符合此标准的民众就变多了。在瑞士，每一百位民众中有五位至六位患者；在美国，每一百位民众中则有六位至七位符合此疾患标准。

事实上，轻躁、躁狂、抑郁等情绪失衡现象比想象的还要普遍。以轻躁为例，某调查以一万八千位民众为样本估计，大概每一百人，就有五个人在这一生中曾出现过轻躁症状。

在台湾地区，早先的资料显示：躁郁症盛行率约每一百人中有一位。有学者认为，这数字偏低，因为过去进行调查时，不是所有躁郁症都能被正确诊断出来。

同时，在传统社会，不是所有患者都愿意、有机会接受精神医学的治疗。基于这些原因，这个数字很可能被低估。其实，躁郁症比你我想象的还要常见。

谈躁郁前，先认识抑郁

比起躁郁，抑郁对大众来说是更耳熟能详的概念。即便每个人多少都有过抑郁情绪，但是要如何知道自己或亲友的抑郁程度已达到抑郁症的诊断标准呢？在精神医学中，医生与研究人员的共识是：当一个人抑郁的时间超过两个星期，且造成生活、工作、求学、自我照顾上的困难，个人主观感受到痛苦时，便可说已符合重度抑郁的基本诊断条件了。

另外，郁郁寡欢、对原本喜爱的事物失去兴趣和乐趣是重度抑郁最主要的症状；其他可能会出现的症状还有：胃口的变化［胃口变差（较常见）或者变得特别好，进而造成体重的改变］、睡眠的变化［过度睡眠，或者无法入睡、无法维持睡眠（较常见）等］，以及在精神上显得急躁或者相反的，看起来有气无力、气若游丝、充满疲惫倦怠感。

有些人在抑郁时，会感受到一些特定的想法，常见的有：

• **无用感**：觉得自己很没用。

• **罪恶感**：对于自己的存在感到很自责。

• **无助感**：对于现况，觉得没人可以帮自己。

• **无望感**：觉得自己的未来没有任何改变的可能性与希望。

在思考事情时，抑郁情绪会使人无法专心、没办法做决定而显得犹豫不决。部分人在抑郁时，可能会重复有死亡、伤害自己或自杀的想法。事实上，自杀的想法与念头，在重度抑郁时经常出现。

重度抑郁发作者可能会有的样貌

• 明显情绪低落。

• 对原本喜爱的事物失去兴趣、不再享受。

• 体重与食欲明显改变。

• 睡眠异常，如失眠、过度嗜睡。

• 疲惫感。

• 精神上过度激动或缓慢。

• 罪恶感、愧疚感。

• 有想自杀的想法、计划。

美国精神医学学会《精神障碍诊断与统计手册》

（第五版）重郁发作之诊断标准

A. 至少连续两星期出现以下九个症状中的五个或以上（包括了至少第一项或第二项），而这些症状是与其往常状态不同的：

1. 几乎每天的大部分时间情绪低落（主观感受或由其他人察觉）。

2. 几乎每天的大部分时间对所有或大部分活动失去兴趣或不再享受活动（主观感受或由其他人察觉）。

3. 食欲或体重显著下降（非因节食）或上升。

4. 几乎每天失眠或嗜睡。

5. 几乎每天被察觉到在说话或行动上比平时激动或迟滞。

6. 几乎每天疲倦或失去动力。

7. 几乎每天感到自我价值低落或过分的罪疚感。

8. 几乎每天的思考能力或专注力减退或不能做主（主观感受或由其他人察觉）。

9. 重复有死亡或自杀的想法，或有自杀行为或计划。

B. 这些症状并非由其他情况引致，而已引致临床上显著的苦恼，或社交、工作及其他重要范畴功能的损害。

C. 这些症状无法归因为某一物质（如滥用药物、医药、其他治疗方法）或另一医药状况的生理效应。

D. 重郁症无法以分裂情感性障碍、精神分裂、精神分裂样障碍、妄想症、其他特定或非特定精神分裂症谱系和其他精神病性障碍做更好的解释。

严重型抑郁合并更年期特征

在抑郁中，有一类患者属于严重型抑郁，合并更年期性特征（Melancholic Features）。这种严重型抑郁比起典型抑郁还要厉害，在治疗上难度也较高。

五十六岁的李太太已经是抑郁症老病患了。每次抑郁发作，到凌晨四五点她就会自己醒来，再也睡不着。别人是起床时神清气爽，但她却是起床时无精打采，对于今天要怎么过完全没想法。退休之后，她常当志愿者，也乐在其中。不过在抑郁发作时，却对做志愿者无法提起任何兴趣，也常自责没办法把自己的生活照顾好，让儿子们担心。除此之外，也食不下咽，体重在短短三周内掉了五千克。

这类患者除符合原先严重型抑郁的诊断标准外，还须符合下列标准：

- **第一类至少符合其中一点：**

①对生活失去兴趣和乐趣

②面对生活中开心、正向的经验时，缺少情绪反应

- **第二类至少符合其中三点：**

①早晨醒来时情绪特别低落

②深深的罪恶感

③早上很早就醒来

④精神上的激躁或迟滞

⑤体重严重下降或没胃口

抑郁症 VS. 躁郁症

抑郁症和躁郁症要怎么分辨？简单来说，曾经有过抑郁症的人，如果这一辈子都没有过任何"躁"的特征与发作，这位患者便是单纯的"严重型抑郁"。凡有过任何"躁"的特征与发作，不管有或没有重度抑郁的经验，则都算是躁郁症。

躁与郁这两种情绪状态，在许多向度上都有所差异：

郁的症状及表现	躁的症状及表现

抑郁、低潮	心情平静	高昂、兴奋

- 常感空虚、悲伤、焦虑并持续一段时间
- 感觉到内疚、无用感、无助感
- 对日常生活中的事物不感兴趣，甚至对自己过去喜爱的事物也是
- 缺乏活力与体力，容易疲倦
- 无法集中注意力，忘东忘西
- 整个人是缓慢、迟滞的；或者因持续紧张而躁动
- 无法入睡（比较常见），或者过度嗜睡（非典型的抑郁症状）
- 食欲减退（比较常见）进而影响体重变化；也有少数人是食欲大增（非典型的抑郁症状）
- 可能出现自杀的想法或行为
- 可能会有精神病症状

- 常感过度愉快、高兴、高昂的情绪
- 自我感觉良好，不承认自己犯错
- 言语快速、思考灵活，对生活的一切充满好奇、兴奋
- 精力充沛，情绪不稳定
- 精神无法集中、散漫，因为激躁所以注意力降低
- 情绪激动
- 不想睡觉，不觉得自己需要太多睡眠
- 狂欢作乐
- 冲动性的行为，如飙车、巨额投资、不安全的性行为等。也可能出现酗酒、吸毒等物质滥用的状况
- 有精神病症状的概率较高

失序的躁狂发作

躁狂是一种情绪极度亢奋的状态，又称为躁期或躁症。躁狂的特征除高昂、兴奋的情绪外，发作者也非常容易生气、感到不耐烦，特别是在事情未如他们的预期时。这种高昂、激烈、急躁、易怒，是典型躁狂发作时，旁人可以明显感受到的情绪。

自从念书以来，张同学的成绩一直十分优秀，家人、老师都认为他很会念书。十六岁时，他以全县最高分的成绩考进当地最好的学校。不过，从高二开始，家人发现他偶尔脾气会出现暴躁、话多、做事不专心等异常现象。不过，这样的状况总是一阵一阵的，家人都解释成他读书压力太大了，哪个小孩不会这样呢？直到联考那天，家人才知道事情比想象中严重。因为压力，联考那天他的躁狂发作了。他把自己当成武打电影的主角，不顾监考老师的阻挡，自己跑到顶楼练拳、蹲马步，口中振振有词地说着一些武术的名词。后来被送到医院，医生发现他之前已经有过几次躁狂发作的经历。

躁狂发作的初期往往不易看出，因为通常患者一开始只是情绪高亢、精力十足、不太需要睡觉；但是随着时间推移会变本加厉，渐渐地睡得少、多话、易怒、自大、冲动、胡乱发飙。一旦患者出现类似状况时，便应特别留意是否可能与情感性疾病有关。须特别提醒，青春期到成年初期，是躁郁症的多发期。

躁狂发作者往往也会出现下述症状，像是说话量比以前变多、说话又快又急。脑中同时可有一堆不同的想法在运转、经常分心。很多患者在躁狂发作时，会感觉自己不太需要睡眠，即使睡很少也不觉得累；即便想睡也睡不着，尽管身体疲惫但脑袋却无法关机。由于躁狂时精力十足，患者常过度参与一大堆活动，像是整晚不睡忙着设计、赶稿、看书等，有些患者甚至可以几天几夜不睡，或睡得很少。

需要留意的是，躁狂发作时，个人的判断能力也会因此减低。很多人会在这时候顺着自己狂乱的情绪，做出一些冲动的傻事。例如：过度消费（疯狂购物、把信用卡刷爆等）、冲动投资、超速驾驶（不考虑他人与自己的安全）、从事不安全的性行为（使自己处于感染性疾病的危险状态）等。这些事情在做的当下可能很兴奋、很开心，但后果往往不堪设想。有些患者的易怒情绪也可能演变为明显的暴力行为。这些状况可能造成患者自己或他人的人身安全受到威胁。

躁狂发作是第一型躁郁的主要特色

当一个人处于高昂、兴奋的情绪持续一个星期之久，同时符合躁狂的相关诊断标准，而使生活受到影响时，即称此人符合"躁狂发作"的状态。只要患者曾有过任何一次躁狂发作，就属于"第一型躁郁症"。

躁狂发作者可能会有的样貌

- 心情上过度地兴奋、高亢。
- 活力十足，感觉很好动、说话很快、想法很多、不太需要睡眠；对自己的感觉很正向，过度乐观，有时会有一些狂妄、自大的想法。
- 在社交上过于积极或可能有些性诱惑的行为。
- 注意力不能集中，容易分心。

●行为冲动、放纵、不切实际，可能会带来不好的后果，如飙车、不安全的性行为、豪迈的投资。

●个人显得兴奋、易怒，有些人多疑、具有攻击性。

●上述症状对个人原有的工作、家庭、人际关系与日常生活造成明显的影响。

美国精神医学学会《精神障碍诊断与统计手册》（第五版）躁狂发作之诊断标准

A.有一段明显的情绪困扰并持续情绪高昂、扩张或易怒的时期，不断进行目标导向活动，持续至少一周，将近一整天和几乎每一天皆呈现此种状态（如果需要住院，则持续时间不限制）。

B.在情绪困扰时期，出现以下三项（或更多）症状（只是情绪易怒则需出现四项症状），明显改变平常行为：

1.自尊膨胀或夸大。

2.睡眠需求降低（如只睡三小时就觉得休息足够）。

3.比平常更多话或讲话滔滔不绝、无法停止。

4.意念飞跃或思维奔驰。

5. 报告或观察到分心（注意力很容易就受芝麻小事或不相关的外在刺激影响而分散）。

6. 目标导向的活动增加（社交、职场或学校、性）或者精神动作激动（例如：无意义的非目标导向行为）。

7. 过度参与可能有痛苦结果的活动（例如：不停采购、随意的性行为或贸然投资）。

C. 此情绪障碍症已严重影响社交、工作或需要住院以预防伤害自身或他人，或是已有精神病性症状。

D. 此发作无法归因于某一物质（如滥用药物、医药、其他治疗）或另一医药状况的生理效应。

躁郁症患者常有的症状：并非每一个症状都会出现在患者身上

躁狂情绪	抑郁情绪	精神症状	想法症状
●轻快感	●抑郁	●妄想	●意念飞跃
●狂妄	●焦虑	●幻觉	●容易分心
●说话快	●敌意		●缺乏组织
●冲动	●自我伤害		●不专注
●性欲强			
●不想睡			

躁狂如何影响你过日子

躁狂发作会对一个人的生活造成什么样的影响呢？可以从以下几个角度来看。

工作或课业表现

在工作或课业表现上，轻躁虽然会给人能量与活力，但变成躁狂后，在工作或课业表现上却会面临困难。躁狂刚发作时，患者可能感觉得到自己充满活力与生产力，并且信心满满，勇于挑战。但不幸的是，虽然有充沛的能量，却无法专注、做事容易草率收尾。躁狂时也容易做出不合理且高估自己能力的决策，最后无疾而终。这些不合理的期待与认定很可能直接影响患者最终的表现，导致患者在工作或课业上的表现不如预期。

人际互动会出问题

人际互动上，躁狂发作的症状像是说话速度迅速急迫、不容易打断，很容易给交谈者压力，相对地也会使患者在沟通时碰到困难、争执，或发生误会。因此，无论在家庭、工作、学校，但凡有人的地方，冲突、纷争就非常容易发生。曾有研究发现，躁狂患者在人际互动中，很难辨识出对方的负面情绪，也就是说完全无法判断别人当下的反应，形成沟通的一种障碍。因此，患者在互动时受症状影响，可能会做出一些惹恼对方的行为（如大声说话、吼叫），对方可能隐约表现出不满、不高兴，但是躁狂发作的人很难控制自我情绪，无法即时做出调整，因而引起争执与误会。通常，和躁狂患者互动的人，不一定知道患者正受躁狂影响，很容易把这种没礼貌、说话大声、给人压力的感觉当作对方的"个人特质"。未来，即使患者没有发作时，他们也很可能会以过去的印象来与患者进行互动。

无法好好照顾自己

躁狂发作时，患者往往无法好好照顾自己。可能忙于完成自己列下的许多目标上，过度忙碌，以至于根本没时间照顾自己的生活。最常见的状况就是，患者常说"我是工作狂""有这么多事要忙，没时间睡觉……""医生，我最近太忙了，所以好久没来看你了"，减少睡眠时间的需求或者根本不睡是躁狂发作时很常见的现象。

不睡觉会要人命

患者家属或朋友往往是最先发现患者作息混乱的人。心想：奇怪，患者怎么都不太睡觉？担心患者睡太少、身体变差，因而鼓励患者就诊。不过，躁狂发作时，患者虽然睡很少，但有些人却说自己不会累，也很少补眠或因此打瞌睡。轻微一点的患者，可能一两天没睡，比较严重的案例中，有些患者会长达五六天没睡觉。在医学上，这种状况称为睡眠剥夺，可能会带来很可怕的后果。最严重的是，患者会开始出现精神病性症状，如幻听、妄想等。

规律的作息和充足的睡眠对每个人的健康都是非常基本而重要的。对躁郁症这种"混乱"的疾病来说，重要性更是不在话下。人可以三天不吃什么东西，却不能三天不睡觉。

飘飘然高效率：轻躁

就字面意义来看，轻躁发作比躁狂发作"轻微"些。个人仍会感受到高昂、起伏、易怒的情绪，但与躁狂相关症状出现的机会则较少。处于轻躁时，患者会感受到愉快、开心；睡眠需求减少，该睡觉时一直想事情，较难维持睡眠，没睡几个小时就会醒来。根据诊断的标准，要判断个人是否符合轻躁发作，只需出现上述状况至少四天（躁狂发作则须至少七天），且没有因轻躁发作而使个人生活受到影响，才能说是符合轻躁发作。

轻躁发作者可能会有的样貌

- 轻躁狂的症状与躁狂类似，只是在程度上较轻微。

- 明显轻微的情绪高昂或易怒。

- 有能量、有活动力，个人有积极的正向感受。

- 喜好社交、话多。

- 性方面的需求增加。

●觉得自己不太需要睡觉。

●上述症状没有对个人原有的工作、家庭、人际关系与日常生活造成明显的影响。

美国精神医学学会《精神障碍诊断与统计手册》（第五版）轻躁发作之诊断标准

A. 有一段情绪高昂、扩张或易怒的时期，异常持续增加活动或精力，至少连续四天，并且几乎一整天都呈现此状态。

B. 在情绪困扰时期，出现以下三项（或更多）症状（只是情绪易怒则需出现四项症状），代表不同于平常行为的显著改变及已明显呈现：

1. 自尊膨胀。

2. 睡眠需求降低（如只睡三小时就觉得休息足够）。

3. 比平常更多话或滔滔不绝无法停止。

4. 意念飞跃或思维奔驰。

5. 报告或观察到分心（注意力很快受到芝麻小事或不相关的外在刺激影响而分散）。

6. 增加目标导向的活动（社交、职场或学校、性）或者精神动作激动（例如：无意义的非目标导向行为）。

7. 过度参与可能有痛苦结果的活动（例如：不停采购、随意的性行为或贸然投资）。

C. 此发作引起明确功能改变，此时期的功能与非发作时期明显不同。

D. 情绪和功能的改变明显可被旁人观察到。

E. 发作未严重到足以影响社交、工作或需住院。若有精神病性症状，则为躁症。

F. 发作无法归因于某一物质（如滥用药物、医药、其他治疗手段）或另一医药状况的生理效应。

轻躁 VS. 躁狂

轻躁和躁狂的症状看似有些类似，但是在程度上却有明显的差别。以人际互动为例，轻躁时，患者看起来话多、欢乐、搞笑、合群、喜欢交朋友。躁狂发作可能也有类似的行为，但是仔细观察可发现，患者虽然话多、想法多，却很难维持在固定的同一话题上，思维是跳跃式的。同时，只要遇到一点点不如意的事情、阻挠或反对，那种欣快的情绪很快就会翻转为愤怒。前一秒钟还有说有笑，下一秒钟就翻脸相向，常令亲友感到莫名其妙而无所适从。另外，轻躁时患者是活力、乐观、无忧无虑的；但是躁狂时，患者的自信会过度膨胀，变成有点狂妄，甚至认知会超出现实。像是感觉自己具有特殊能力、能够解决极度困难的问题，或是可以开创出一番伟大事业等。如果说轻躁是"自我感觉良好"，那躁狂就是"自我感觉良好过头"了。

躁狂时，患者脑袋转个不停，思绪像海浪一般，称为意念飞跃。

英国诗人柯立芝某次在躁狂发作时曾说："我的思绪像一只背子的蟾蜍一样乱跳，小蟾蜍不断从背上、身侧和肚子里冒出来。"也由于说话速度很快，有时他们说话会失去逻辑，让旁人无法理解。这样的状况在轻躁时则不会这么严重，旁人顶多觉得轻躁患者说话很快而已，并不会到失去逻辑的程度。某次在柯立芝演讲场合时，有观众提问："我完全听不懂柯立芝的演说，请问有人听得懂吗？"另一名在场的诗人巧妙地回答："一个音节都听不懂。"就是这种感觉。

相较于躁狂的混乱，轻躁发作时，患者还可以好好生活，而且过得颇有效率，患者通常也很喜欢这样有精神的状态。许多患者兴趣多元，跨领域发展是常见的现象。有人大学读外文，研究所跑去念电机，后来又转行做商管，都不足为奇。另外，也有研究指出，躁郁症中的轻躁可能与创造力、艺术能力有关系；只是这样的关系并不一定会出现在每位患者身上。此外，即便轻躁让人感觉美好，但仍需留意轻躁有可能恶化而转为躁狂发作，如此一来，就会影响到日常生活了。每十个有过轻躁狂症状的人，至少有一人发展为躁狂；但也有人持续以轻躁狂的形式发作。另有研究发现，女性怀孕分娩前后，有较多的机会出现轻躁发作。若患者有过轻躁发作，追踪其过去，很可能也曾有重度抑郁的状况。

虽然轻躁、躁狂发作本质上有些类似，但在"量"与"功能受损"上，却有很大的差异，具体比较如下：

轻躁	躁狂
• 欢乐、滑稽 • 合群、喜欢交友	• 虽然话多、想法多，但无法维持有意义的对话 • 虽然喜欢人际交往，但在面对阻挠、反对时，开心的心情会变成愤怒

- 有活力、多言、滔滔不绝、很多计划与想法
- 有自信、乐观、无忧无虑
- 睡眠需求少、性需求增加

- 虽然有自信，但这种自信已经过度，甚至有些妄想的感觉
- 虽然想法、计划多，但已经失去理智、判断力，常做出冲动决定

躁中有郁，郁中有躁：混合状态

虽然躁与郁看似两种不同的情绪状态，但在门诊中，患者在同一时间出现躁、郁两种状况是很常见的。无论是躁狂时伴有抑郁症状，还是抑郁时伴有躁狂症状，都属于混合状态。换句话说，就是"你中有我，我中有你"。

混合状态在临床上很常见，夹杂着躁狂的亢奋、抑郁的无力；在不同的阶段，躁与郁的比例也可能有所不同。有人在混合发作时，明明疲惫、心情低落，很想静下来好好休息，脑子却不听使唤，像是无法关机的电脑一样，持续运转着让人不舒服的想法。在看诊时，嘴里说着那些难过的事，说着说着，声音越来越大，竟号啕大哭起来。通常，处于混合状态的患者，最明显的感受是"焦躁"，在躁狂当中的兴奋、自我感觉良好反而在混合状态中较少见。这种没来由的焦虑称为漂浮性焦虑，也是混合状态的特色，更是让患者不舒服的主因之一。

下表列出了根据统计在混合状态时患者常出现的症状，以及出现之百分比：

1. 心情方面：	2. 思考方面：	3. 行为方面：
（1）抑郁感 100%	（1）容易分心 100%	（1）身体感觉激躁 100%
（2）欣快感 100%	（2）自大与狂妄 57%	（2）失眠 93%
（3）易怒 100%	（3）意念飞跃 43%	（3）说话给人压力 93%
（4）起伏的 100%	（4）妄想 21%～36%	（4）性的兴趣减退 63%
（5）敌意的 79%	（5）听幻觉 14%	（5）想自杀的念头 43%
	（6）视幻觉 7%	（6）借酒浇愁 43%
	（7）精神错乱 7%	（7）焦虑感上升 43%

根据躁、郁情绪的不同严重度，可组成许多不同的情感性疾患：

	重郁症	激躁的抑郁症	混合型抑郁症	混合型躁郁症
轻度抑郁				躁狂发作伴随抑郁特质
心境恶劣	混合型轻躁			
		轻躁		躁狂

郁的程度　重郁　轻郁

躁的程度

轻躁　　　　躁狂

40

临床上，混合状态较难处理。患者在发作时，非常容易使用酒精、毒品、其他药物来舒缓这种不舒服的情绪。有时患者会用自残的方法来舒缓不悦的情绪，因此举可令脑中的多巴胺分泌，而舒缓情绪。患者也常出现惊恐发作的症状。有些患者还会出现幻听、易怒、失眠、妄想等症状。混合状态的亢奋与高能量加上抑郁情绪，会使患者出现寻死的想法，甚至转化成具体的计划或行为。研究发现，躁郁症患者自杀率已经比大众高了，但在混合状态时，患者自杀的可能性又提高了！因此，对于这样的情绪状态的患者，家人应立即安排患者就医。

混合型发作自杀者往往是在暴怒后产生负面绝望和轻生的想法，加上脑中思考无法停歇，难入睡，在睡眠长期剥夺状况下，极可能出现轻生或伤人之举。

03

躁郁有好多种

第一型躁郁 VS. 第二型躁郁

第一型躁郁

患者只要有过任何一次躁狂发作，便符合第一型躁郁症诊断标准。举例来说，一位五十岁的男士，在青春期时曾出现一次躁狂发作，无论后来他有没有再度躁狂发作，或者有没有出现重度抑郁发作，均符合第一型躁郁的诊断。

虽然依据诊断标准，第一型躁郁没有规定患者一定要有重度抑郁发作的记录，但通常，多数第一型躁郁患者在一生中的某些时刻，会有抑郁发作的状况，且抑郁发作时间往往比躁狂发作还要多。在症状上，抑郁症状比起躁狂可多出三倍之多。

第一型躁郁症患者的男女比例差不多。但男性有较多的躁狂发作，且通常首次发作多为躁狂；而女性则有较多的重度抑郁发作。一般状况下，患者第一次发病的年龄约为二十岁，每一百人中，有一人到三人一生当中可能罹患第一型躁郁。

第二型躁郁

第二型躁郁的患者必须符合三个条件：

• 有过至少一次的重度抑郁发作。

• 有过至少一次轻躁发作。

• 从未有过躁狂发作，不然就属于第一型躁郁。

第二型躁郁常见于青少年，且女性多于男性。疾病发展过程中，女性通常有较多重度抑郁发作，而男性则有较多的轻躁发作。每一百人中，有一人到五人在一生中可能罹患第二型躁郁。

诊断时，第一型与第二型躁郁之间的界限其实没有那么明确与严格。据统计，有一成五的第二型躁郁患者发病后期的轻躁会演变为躁狂，因而变成第一型躁郁症。

虽然轻躁通常不会带给患者极大的影响与痛苦，但第二型躁郁的痛苦程度其实不亚于第一型。原因在于，第二型躁郁症通常病程更久，且重度抑郁的时间更长，抑郁程度更加严重，且对药物治疗反应不如预期；抑郁发作时间是轻躁发作的三十七倍。也有些第二型患者会在短时间内快速地在躁、郁两种情绪间转换。这种让人极度不适的情绪也可能让患者冲动地尝试自杀，是躁郁疾患中非常难诊治的一型。

第二型躁郁症

经常会被误诊为单极性重度抑郁症，因而在一般忙碌的身心精神科门诊中被误诊，只被开立抗抑郁药物。患者刚开始服用或许低落的情绪会有所改善，但是单一抗郁药物在第二型躁郁症患者中很容易导致易怒、冲动激躁，甚至自杀，患者及其家属对于此点必须清楚知悉。

躁郁发作占了患者人生一半的时间

曾有学者调查躁郁症患者的生活样貌，即平日生活中，他们有多少时间处于躁郁情绪中，有多少时间没有任何情绪发作。调查结果发现，在第一型躁郁中，平均而言，患者的状况是：

• 约一半的时间里患者没有任何发作：可以过着正常、一般的生活。

• 重度抑郁的时间约占了三成。

• 剩下一成的时间是躁狂发作。

• 剩下不到一成，约 6% 的时间为混合状态，也就是躁郁混合。

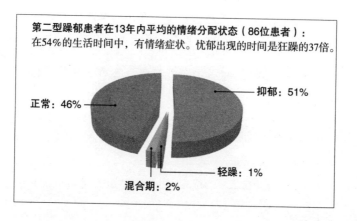

第一型躁郁患者在12年内平均的情绪分配状态（146位患者）：
在47.3％的生活时间中，有情绪症状。忧郁出现的时间是狂躁的3.4倍。

正常：53%

重度抑郁：32%

躁狂：9%

混合期：6%

第二型躁郁症中：

- 没有情感发作的时间将近一半（46％）。

- 多数的时间是处于抑郁中（51％）。

- 有躁有郁的时间约占2％。

- 剩下的1％则属轻躁发作时间。

第二型躁郁患者在13年内平均的情绪分配状态（86位患者）：
在54％的生活时间中，有情绪症状。忧郁出现的时间是狂躁的37倍。

正常：46%

抑郁：51%

轻躁：1%

混合期：2%

根据此调查结果，不论是第一型或第二型躁郁，患者在生活中没有任何情绪发作的时间均占了一半左右。患者若能积极接受治疗，没有任何情感发作的时间则还能再延长，让躁狂、抑郁、混合情绪出现的时间减少，便可能有更多时间过着像一般人一样的生活。千万别因罹患了躁郁症而变得过度悲观绝望。

当躁郁拖太久：持续性抑郁与第三型躁郁

情绪如海浪一般，都会有一段维持的时间；度过这段时间后，才会逐渐风平浪静。所以，无论是躁狂、轻躁或抑郁发作后，情绪皆会逐渐回到原始平静状态。只是需花多少时间回复原本的状态因人而异。有些患者在情绪发作后，很难在合理的时间内从情绪波动中回复原样。在情感性疾患中，持续性抑郁以及第三型躁郁就是属于这种拖得较久的疾病。

持续性抑郁

持续性抑郁症是一种轻度、慢性、持久的抑郁疾病。比起重度抑郁，持续性抑郁的程度较轻微，但这种疾病的特征是持续的时间非常久，通常需要约两年的时间。轻度抑郁的程度虽然未达重度抑郁发作的标准，但是也会带给患者不少影响。大概每一百人中，就有三人到五人一生中会有轻度持续性抑郁的状态，这种状态也常出现在青少年或儿童中。虽然程度较轻，但轻度持续性抑郁也不容忽视，若拖太久而没有接受治疗，约有两成患者会发展为重度抑郁，另外两成患者可能发展成躁郁症。

有些持续性抑郁患者可能因为遭逢重大压力事件，而使原本的轻度抑郁快速恶化，达到重度抑郁发作的标准。这种同时符合持续性抑郁及重度抑郁的状况，被称为双重抑郁症。双重抑郁症的病人比轻度抑郁、重度抑郁的病人更常有绝望感。绝望感强烈的患者，通常深信未来是没有希望的，缺乏价值感，感到极度的无助。

第三型躁郁

除了以躁狂为主的第一型躁郁、轻躁与抑郁为主的第二型躁郁之外，另有一群患者在某段时间会有轻度抑郁，其他时间也会出现轻躁症状。但所出现的郁、躁症状都还没有达到躁狂、重度抑郁发作的诊断标准。不过，这样轻躁、轻郁的交替出现一旦超过两年，在儿童、青少年中则只要一年，就称为循环性情感疾病，又称为第三型躁郁。

第三型躁郁症男女患者比例差不多，通常在青春期到成年早期发病，一生当中罹患此病的概率是每百人中有一人。虽然男、女发病的比例差不多，但女性较常寻求治疗。第三型躁郁症虽然躁、郁的程度比较轻，但也不能忽视，若情况拖太久且没有治疗的话，未来病程中会有将近一半的患者发展为第一型、第二型躁郁症。

比较第一、二、三型躁郁症样貌

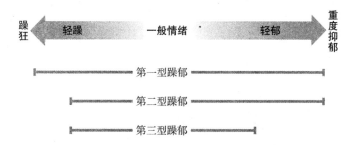

吃错药，引发躁狂发作：第四型躁郁

在判别患者到底是躁郁症还是纯粹的抑郁症时，最基本的依据是评估患者过去有没有过任何轻躁、躁狂发作的状况。倘若患者过去曾有过任何轻躁、躁狂的病史，在诊断上就属于躁郁的程度；若一直以来患者的情绪发作都只有抑郁，诊断上则偏向单极性抑郁症。

无论是双极性躁郁症或单极性抑郁症，多数患者就诊时是因为重度抑郁发作影响到生活，才被亲友、家人带到医院。这种状况下便产生了一些风险。由于患者这时以抑郁为主，只要医生没有进一步询问，或患者家人没有主动提到，往往极易忽视过去轻躁、躁狂的病史，可能误诊，拖延病程。

临床上将躁郁症错误诊断为抑郁症的案例非常常见。虽然这两种疾病都属于情感性疾病，但是在治疗方法与策略上却极为不同。误把躁郁当抑郁，因而吃错药，很可能会引发许多不幸的后果。对于这类患者，治疗上应加上情绪稳定剂或是精神安定剂，可避免轻躁狂的发作。

庄桂香是高中护理老师，刚开始因为重度抑郁到身心科就诊，被诊断有抑郁症。在使用抗抑郁药物治疗之后，不但没有改善她的状况，反而诱发了她的躁狂发作。虽然抗抑郁药物让她不抑郁了，还感受到一股前所未有的快乐，但是在过度愉悦的躁狂情绪下，她疯狂、没有节制地购物。除买了很多她喜爱的古物、古典音乐外，还一口气买了三栋郊外别墅。后来经过后续评估与观察，才被正确诊断为躁郁症。接受躁郁症的治疗后，庄女士的病情已经稳定许久，并且出版《三种灵魂：我与躁郁症共处的日子》一书，与读者分享自己罹患躁郁症时的点点滴滴。

吃错药，很危险

当躁郁被误当为抑郁时，医生很直觉地会针对抑郁情绪进行治疗，直接开立抗抑郁药物给患者服用。对具有躁郁病史、躁郁体质的患者来说，只服用抗抑郁药物是很危险的。这类药物很可能会把患者低落的情绪拉过头，因而使患者出现轻躁或躁狂症状。不但无法改善患者的抑郁情绪，还可能让患者出现混合状态或快速循环症状，增加病情治疗的困难度。有些患者在无法控制的情况下，甚至出现冲动、暴怒、攻击，甚或自杀等行为。这些在抗抑郁药物的说明书上都有标注。

误服用抗抑郁药物而诱发躁狂或轻躁，背后有许多可能的原因。现在研究倾向认为，抗抑郁剂的使用是一种诱发因素，容易促发患者本身的躁症体质，对年轻患者来说，这种状况更是常见。多数躁郁症患者第一次情绪发作多半是抑郁，而不是躁狂或轻躁。

因为这种状况太常出现了，有学者因而提出第四型躁郁的概念。有一群患者其疾病本质是躁郁症，但就医时因种种原因，未被正确诊断，只接受抗抑郁的治疗，缺少情绪稳定的药物。治疗后，反而会诱发患者的轻躁或躁狂。根据调查，几乎所有符合第四型躁郁的青少年、成人患者，在数月、数年的追踪后，都会出现自发性的轻躁或躁狂发作。

被忽视的躁狂与轻躁

轻躁、躁狂症状容易被忽视，背后的原因可能有：

•**抑郁是就医的主要原因**：因抑郁而就诊时，主要提到的症状都与抑郁有关。根据调查，患者因抑郁到医院的次数是躁狂的两三倍。

•**抑郁时专注、记忆力较差**：抑郁时，个人想事情的注意力、记忆力受情绪影响变得较差。较难精确回想、清楚表达自己过去的状况。

•**不觉得这是一种症状**：有些患者知道自己曾有亢奋、躁狂的经验，却并不知道这种感觉良好是症状，不会主动提出与医生讨论。

•**对躁郁症状感到羞赧**：有些患者知道自己曾有躁狂发作或情绪失控的经历，但因觉得羞赧而不愿主动告知。

根据庄桂香的自述，轻躁发作时那种高亢、兴奋的感觉，与抑郁截然不同，那阵子的她是开心、愉悦的。处于这样的情绪状态，很难意识到原来这种非常开心和亢奋其实是一种症状，患者很容易觉得抑郁已被药物治好了。

若仔细回想，这种看似愉快、开心的生活，仍有异于平常的端倪。行为往往过了头，或有别于患者原本的个性，会毫无节制地购物；抑或在购物时果断、迅速，与过去优柔寡断、较无主见的个性天差地别。这些细微的差异，都是诊断轻躁发作的重要线索。

躁郁症引起的生活困扰比单极抑郁症还严重。不管是在生活上的自我照顾、工作时的表现、与伴侣的亲密关系或与外界的社交能力，躁郁症带来的负面影响都比单极抑郁症要严重。因此，必须谨慎仔细评估患者到底是单极抑郁症还是双极性躁郁症。

医生也可能忽视轻躁与躁狂

有一研究利用问卷方式，从一般民众中找到了八万五千多位符合躁郁症诊断标准的患者，然后进一步了解这些患者在研究前就医时，是否被正确地诊断为躁郁症。结果发现：

• **正确诊断为躁郁症**：大约五成。

• **躁郁症被诊断为抑郁症**：大约三成。

• **既没有被诊断为抑郁症，也没被诊断为躁郁症**：大约两成。

因此，约有一半躁郁症患者，到医院后可能被误诊。数据显示，从罹患抑郁症开始，到被正确诊断为抑郁症，大约需三年时间。而以躁狂为主的第一型躁郁，被正确诊断，大约在发病后七年。以轻躁、抑郁为核心特征的第二型躁郁，则可能要在发病十二年后才会被正确诊断。之所以会有这种误诊的状况，主要是因为轻躁症状很难被发现。

非典型抑郁患者很可能有躁郁

抑郁症常见的主要症状有吃得少、没胃口，睡不着、体重下降等。但另有一群抑郁患者反而是胃口增加、吃得多、嗜吃甜食、体重增加、昏睡等，所出现的症状属于非典型抑郁的症状。这种非典型抑郁患者，有七成很可能是躁郁症的重郁发作。

另有一群患者起初被诊断为抑郁症，但经合理、适当的药物治疗或心理治疗后，症状仍持续许久、无明显改善，这类难治型患者中，大概有五成可能是躁郁症；只需加上情绪稳定剂，难治的抑郁症状即可改善。此外，在一般门诊出现严重焦虑、重度抑郁症状的患者中，也约有三成患者过去很可能有过轻躁、躁狂的症状。

为了让躁郁症能被即时诊断，医生通常会建议患者的家人可以一起前来，提供更精确、客观的病史和信息。亲朋好友往往比患者本人更容易发觉患者的异状。有研究发现，家人觉察到的躁狂症状，比患者自己发现的症状多出两倍。因此，在躁郁症诊疗过程中，若能有家人亲友的陪伴、提供有效资料，将使诊断、治疗的进行更为顺利。

抑郁症患者中，符合下列特征时，很可能其实是躁郁症：

- 非典型抑郁症状。

- 心理动作之迟滞或激躁。

- 有精神病症状。

- 严重的罪恶感。

- 情绪起伏。

- 很年轻就发病。

- 过去有较多的重郁发作。

- 抑郁发作维持期间较短。

- 家族有躁郁病史。

单纯的抑郁症和较复杂的躁郁症在症状上有许多差异，具体而言：

更常出现在"躁郁症"患者身上的症状	更常出现在"抑郁症"患者身上的症状
• 紧张感、害怕感	• 焦虑感
• 混合状态（躁中有郁）	• 与身体有关的抱怨
• 易怒感	• 体重降下来、胃口变差
• 难一觉到天亮	• 难入眠
• 精神病症状（幻觉、妄想）	• 对于疼痛更敏感

我小孩怎么这么叛逆: 青少年躁郁

　　小美自小就是个难管教、脾气暴躁的孩子。出生在家境还算富裕的家庭, 父亲溺爱这位独生女。教养上, 父亲采取放任制, 忙于工作的他很少过问小美的课业与生活。母亲是容易操心的个性, 非常担心小美的状况, 对小美管教、规定严格。虽然小学成绩亮眼, 不过升初中后, 小美成绩却节节退步, 母亲因此感到十分焦虑。无计可施下, 只好采取紧迫盯人的方式来管教, 但小美成绩仍没有起色。母亲曾失望地对她说:"我真的不知道要怎么帮你, 我真的很想放弃你!"即便如此, 母亲仍常因小美成绩不好而对她怒吼、责骂。小美面对母亲的炮火攻击, 也按捺不住情绪, 会和母亲争执。小美的父亲不想回家面对这样的母女冲突, 只好尽量待在办公室到很晚。

　　其实, 在小美内心深处, 她对自我的要求是很严格的。可每当想认真念书时, 却总因情绪烦躁、无法控制、难以专心而影响了念书效率。越努力却越不见成效。久了之后，她也觉得无助，因而开始放弃自己。在学校，她认识了一群不爱念书的同学，在这些同学身上，她找到了跟同侪相处那种放松、自在的感觉。也因为和他们在一起，小美找回了过去少有的快乐。

某一天晚上，警方联络上小美的爸爸，表示在夜店临检时，发现小美正在和某帮派的不良少年厮混。小美事后表示，她已经三天没睡了，情绪十分亢奋，无法控制。在短短几天中，已经和多位青少年发生性关系。父母听了当场被惊吓得说不出话来。为什么管得越多孩子越叛逆呢？

青少年躁郁和成人有些不同。在躁狂时，青少年情绪会更不稳定，易有激躁、冲动、反叛、好战或破坏行为，喜欢寻求刺激，因而上夜店狂欢、整晚不睡。也有的孩子会旷课、打架、闹事，或者沉迷于网络、电玩或性行为中。父母通常管不了这类孩子。更精确来说，越管反而小孩越叛逆。硬碰硬的结果，经常是两败俱伤。

混合状态经常出现在青少年的躁郁症中，也就是患者会同时夹杂着躁与郁的情绪，让情绪更加不稳定。而处于重度抑郁时，青少年通常会变得吃得多、睡得多，也可能开始尝试抽烟，使用酒精、药物，甚至某些非法药物，来让自己烦躁的情绪舒缓一点。躁郁加上物质或行为成瘾，使治疗的困难程度也跟着增加。

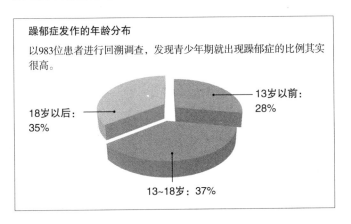

躁郁症发作的年龄分布
以983位患者进行回溯调查，发现青少年期就出现躁郁症的比例其实很高。

18岁以后：35%

13岁以前：28%

13~18岁：37%

青少年躁郁很常见

有五成到六成的躁郁患者在十五岁到十九岁时，就有过第一次情绪发作。当中的二成到三成患者一开始常被诊断为抑郁症。对青少年来说，不管是抑郁发作还是躁郁发作，都值得留意。自杀研究的观点认为，罹患情感性疾病是青少年自杀的危险因子之一。躁郁症越早发病，自杀的倾向越高。

躁郁和叛逆时常难以分辨。躁狂发作的青少年很容易被误当成青春期的叛逆。让事情更复杂的是：有些青少年除躁郁外，还会伴随注意力缺失合并冲动或多动、焦虑症，或其他行为障碍。

在躁郁症的孩童与青少年中，时常还伴随其他身心疾病：

- 注意力不集中多动症：71%~78%。

- 对立性反抗症：38%~100%。

- 品行障碍：7%~35%。

- 强迫症：10%~35%。

- 焦虑障碍：17%~57%。

门诊中，常见一些父母因孩子的情绪及行为障碍前来求助。在父母眼中，这类孩子大多难管、难教，怎么讲都不听，越讲越叛逆、越讲越生气。但经医生评估后就会发现，原来孩子这些混乱行为背后的根源经常是情绪上的紊乱。

身为孩子的父母，应对孩子平常的状态多加关心和了解。唯有如此，在孩子出现情绪失常、行为改变时，方可及时发现，及早寻求医疗协助，通过治疗来改善状

况，减少不利后果发生的可能性。就算不是躁郁，通过
门诊咨询与医生讨论，也能进一步理解孩子的身心状况，
并了解如何和青春期的孩子相处，陪伴他们成长。

恐怖情人，原来可能和躁郁有关系

新闻媒体中时常可见一些情杀或为情自伤、伤人的报道。在这类类似恐怖情人的案件中，往往会有一个感情丰富、神经敏感、心思细腻的主角。在交往初期，对爱情投入程度很高，可说是全心全意地爱对方，将交往对象视为生命中的唯一。

不过，这群人也常伴有躁、郁的情绪特质，这样的特质有它危险的一面。比如，在交往中，当事人可能因为过度在意这段感情而展现出较多的控制欲，无法压抑自己的欲望。当面对感情上的打击或挫败，或者觉察到任何一点背叛时，即便事实不一定如当事人所想的那样，这类患者也往往容易由爱生恨，情绪变化迅速，让对方措手不及、满头雾水，甚至连询问的机会都没有。当初爱得多深，之后的恨意就有多深。

当必须面对"分手"这样的状况时，这类情绪丰沛、由爱生恨的人，容易因为冲动一时难以承受感情失落带来的情绪冲击，而做出不堪的行动，引发严重后果。轻者可能愤恨不平，持续联络对方、紧迫盯人、堵人、谈判。较严重的情况中，当事人可能因难耐高涨的情绪而动手伤害他人，或伤害自己。在更极端的状况下，闹出鱼死网破、同归于尽的恐怖情人式悲剧。

第五型躁郁

仔细观察，许多这样情感丰沛、神经敏感的人，多半具有躁郁体质。虽然过往不一定有过躁狂或重度抑郁发作，但这些人的情绪表达通常比一般人要充沛，情绪感受性也比一般人强烈。这群人虽然不符合躁郁发作的诊断标准，但面对压力时，往往容易爆发、失控。在研究中发现有一群患者，虽然就诊时是以重度抑郁发作为主，但是经过家庭病史的探究，发现家人中有人曾有躁郁症的状况，这种家族史中有躁郁患者的重度抑郁患者，特别被称为第五型躁郁；虽然目前不一定有轻躁、躁狂发作的记录，但是就遗传角度来说，是具有躁郁体质的。

与这样的人相处时，可以明显感受对方敢爱敢恨的特质，甚至十分有压力。也因敏感、细腻，这群人在面对挫折、被拒绝等压力时，反应极其激烈。在面对不如意所导致的巨大情绪狂潮时，患者往往难以控制自己的情绪和行为，冲动地暴怒、产生敌意和意图攻击，但之后又深陷自责与懊恼中。倘若在成长过程中，这些可能在情绪方面有困扰的人能够接受心理辅导，那社会上关于情杀、恐怖情人的案件报道或许就可以减少一些。

04

不只有躁郁

烟、酒、毒、药，无法"自疗"躁郁

抽烟、喝酒、吸毒、用药是现代社会常见的状况。长期使用这些物质会对个人的生活、健康造成负面影响。因此，在了解患者状况时，医生都会例行性地询问："你抽烟吗？""一天喝多少酒？""有没有用过毒品？"等作为评估的基础。

成人躁郁症患者中，最常一起出现的身心疾病有：

- 焦虑51%。

- 物质滥用46%。

- 精神病症状39%。

- 注意力不集中／多动症10%。

- 饮食相关疾病8%。

躁郁症患者常出现物质成瘾

在所有精神疾病中，躁郁症是最常出现物质滥用现象的。一般大众中，物质滥用的比例约是每一百人中有十人；但躁郁症患者中，每一百人中就有二十人到五十人曾有过物质滥用的经历。

躁郁患者中，女性又比男性更常滥用物质。以躁狂为主的第一型躁郁患者，比以轻躁、抑郁为主的第二型患者更常滥用物质。躁郁加上物质滥用的后果并不乐观，患者并发其他精神疾病的概率高出常人四倍，因疾病住院的可能性提高，治疗难度自然也会增加。

不同样本中，酗酒、滥用药物的比例

	一般民众	第一型躁郁	第二型躁郁	单极性抑郁
酗酒	13.5%	46%	39%	17%
滥用药物	6.2%	41%	21%	18%

"自疗"乃背后的原因

为什么滥用物质在躁郁症中这么常见？其中一个原因是：很多患者没有及时地接受治疗。他们往往在首次发病后的七年到十年，才有机会被正确诊断出躁郁症并开始接受治疗。在看诊前，患者要如何解决这种情绪发作所带来的不适？使用物质就是最简单的方式。

当情绪烦乱，患者感觉很不舒服，却又无处可释放时，使用物质就成了一种逃避的方法。不管是抽烟、喝

酒，还是服用非法药物，虽然形式不同，但背后的原因多半是想让自己可以不受烦躁情绪影响。也有些患者会自己去药房买药、尝试各种偏方，像是感冒糖浆、止痛药，希望吃这些药之后感觉可以舒服点，久而久之，就会因为依赖而成瘾了。

男性躁郁患者通常靠喝酒来处理情绪问题，而女性则更常依赖止痛药、安眠药、镇静剂。无论所选的物质是什么，物质滥用都只能暂时性地减少痛苦，对隐藏的躁郁病情实质改善有限。若要治本，必须就医，同时处理躁郁情绪和物质成瘾的问题。

有幻听难道就是精神分裂吗

幻觉是指在没有任何真实外界刺激下却产生知觉的情况。简单地说，无而为有是为幻。最常见的是幻听，听到别人听不到的声音；其次是幻视，看见别人看不到的东西。而妄想则是一种固定、不易改变却不符合现实的错误信念。常见的有被害妄想，怀疑有人要陷害自己，且深信不疑；夸大妄想，相信自己是具有特殊能力或是具有特殊影响力的伟大人物。当患者出现任何幻觉、妄想时，往往与现实状况无法正确建立联结、现实感缺失，这类症状又被称为精神病症状。

精神病症状可能出现在许多疾病上，最常见的就是精神分裂症。精神分裂症就是一个主要由精神病症状构成的疾病。不过，出现精神病症状并不表示患者就有精神分裂症。

某些躁郁症患者也会出现这样的精神病症状。若在一位患者身上同时出现躁郁症状以及精神病症状，事情就会变得复杂些，治疗策略上也有些许差异。医生必须进行鉴别诊断，先厘清患者的主要问题是比较偏向躁郁症，以情感症状为核心；还是偏向精神分裂症，以精神病性症状为核心。

是躁郁还是精神分裂症

当患者同时存在以情绪为主的躁、郁症状，以及妄想、幻觉等精神病症状时，可大致分为两类：

第一类患者，只有在情绪发作时，才会出现一些精神病症状。精神病症状伴随情绪发作出现，也就是情感症状是主要核心症状时，诊断就偏向躁郁症，精确来说是躁郁症合并有精神病症状。举例来说，有些躁郁症患者在躁狂时，会认为自己有极大的权力，可以呼风唤雨、影响世界。又或者在抑郁发作时，患者一直觉得身旁的人都能知道自己内心的想法，又或者担心自己会被旁人下药毒害。

情绪发作时的妄想症状

常见的精神病症状包含妄想与幻觉。以妄想为例，当患者处在某种情绪发作状态时，若妄想内容与情绪状态相符合，称为与心情一致的妄想，反之则称为与心情不一致的妄想。

当患者在躁狂发作时，伴随妄想出现，可能有下列两种状况：

• 与心情一致的妄想：患者认为自己有极大的权力，可以呼风唤雨；患者觉得自己很了不起（与躁的情绪是吻合的）。

• 与心情不一致的妄想：患者觉得自己会被下药毒死、无时无刻都被人监视。

当患者在抑郁发作时，伴随妄想出现，可能会有下列两种状况：

• 与心情一致的妄想：患者觉得自己罪大恶极，应该下到十八层地狱（与郁的情绪是吻合的）。

• 与心情不一致的妄想：患者认为身边的人都有可能对自己不利，因而十分焦虑。

第二类患者曾有段时期情绪症状和精神病症状同时出现。但在情绪症状消失后，患者仍有精神病症状。情绪症状主要伴随着精神病症状一起出现。病程中，情绪症状和精神病症状同样明显。若在情绪症状恢复后，精神病症状仍持续超过两周，此时诊断则为情感性精神分裂症。

药物滥用也会造成妄想与幻觉

许多躁郁症患者在情绪发作时，会用许多方式来进行自我治疗。最常见的就是酗酒或吸毒。这种成瘾行为长久下来很容易对脑部造成损伤。此外，滥用的物质也可能使患者出现精神病症状，如妄想及幻觉。

以安非他命为例，长期使用后，除容易头痛、发烧、血压上升、盗汗、食欲丧失外，也会对精神与心智功能造成影响。患者会变得多话、错乱、思考障碍。许多患者在吸食安非他命后，出现类似妄想性精神分裂症的症状，变得多疑、担心被害、出现幻听。为了排除这样的可能性，在患者第一次就诊时，医生通常会例行性了解患者过去、现在是否有任何物质滥用状况，以免后续的诊疗受到延误。

整体而言，患者出现精神病症状并不表示患者就有精神分裂。必须由医生进行完整病史及症状的评估，才能进行接下来的正确诊疗。

上网、血拼、暴食、猎爱高手

电脑、手机、3C 产品已是当代人科技文明的好帮手。虽然便利，但过度使用这些产品的现象也越来越常见。低头族、网络成瘾、近视儿童增加，都反映出这样的社会趋势。除使用烟、酒、毒、药，来缓解紊乱情绪的自疗方式外，另有一群躁郁症患者会透过"行为成瘾"的方式来自疗。

行为成瘾的定义

行为成瘾指的是患者过度投入某项行为活动，对从事该项活动出现超乎正常的强烈渴望，本人无法控制地想去从事该项活动，且造成生活、工作、人际关系等生活功能上的严重影响。最常见的就是网络成瘾。

某私立大学学生孙同学三年前沉迷于打游戏，一天上网超过十四个小时，不但作息颠倒，体重破百，熬夜打游戏更让他生了怪病，有天起来时，人已经住到加护病房了。

网络成瘾就是一种想逃离烦躁情绪的表现。过度沉醉于虚拟世界、游戏世界这些声光刺激强烈的网络空间，对很多躁郁症患者来说，确实是逃避现实压力，抒发烦闷抑郁情绪的好方法。于是，上网时间越来越长，留在网络上的时间越来越多，视力越来越受影响，最后反而和真实的生活断了线。

疯狂血拼是另一个例子，有人说很享受"消费带来的快感"，花钱对很多人来说，也是相当开心愉悦的活动；但若过度消费，也可以被视为一种行为的成瘾。另一种快感则来自性爱，有些躁郁症患者在躁狂发作时，很容易发生性行为，想让性爱的高潮来替代内心的躁郁波涛。同时因为过于冲动，性行为过程中可能会没有留意安全，而衍生出初期料想不到的后果，诸如得性病、感情破碎、婚姻失和等。

还有一些患者在心情不好的时候会暴饮暴食，吃下特别多的淀粉、甜食、油炸食物、高热量低营养的食物，有人可以喝好多杯珍珠奶茶、咖啡或是酗酒等。患者的心声都是吃的时候好像压力和心情获得了纾解。不过，这种纾解过一阵子后，往往会带来自责、罪恶感，有的患者甚至出现了厌食症。

行为成瘾不是长久之计

不管是吃东西的满足感、上网的愉悦感、消费的快感、赌博的刺激感或性爱的高潮感，这些行为带来的情绪抒发效果都非常短暂，事后反而容易感到自责，甚至掉入抑郁的谷里。

需提醒的是，出现暴饮暴食、网络成瘾或其他提到的行为成瘾时，不一定代表这个人有躁郁症。经由医生评估诊查后，才能进一步判断问题真正的核心。只是，对躁郁症患者来说，情绪波动与狂乱确实可能让患者尝试用物质成瘾、行为成瘾的方式来舒缓情绪。再次强调，真正问题的根源在于情绪。若家人只是单纯禁止患者上网、用手机、购物、吃东西，反而无法从根本上改善患者的状况。

当家中有人出现类似成瘾状况时，"不带评价的关心"是家人第一步可以做的事。尽量避免指责、严格限制患者的成瘾行为；多数患者是身不由己。若发现患者的状况已经影响到生活时，必须就诊，由专业医生来了解他／她真正的问题。

重复行为，强迫思考

强迫症是一种焦虑疾病。患者会陷入一种无意义、令人困扰的强迫、侵入性的想法与反复行为，譬如检查、计数、洗手等。这些想法与行为会严重浪费时间，给患者带来极度的痛苦，甚至使患者生活受到影响。很多躁郁症患者也同时患有强迫症。

据估计，有一成到三成的躁郁症患者同时患有强迫症。一开始是出现强迫的想法。比起抑郁症，强迫症更常与躁郁症一起出现，机会高出二倍到五倍。强迫症加上躁郁症，会使治疗的难度提升。患者也可能并有酗酒、滥用药物，使疾病状况变得更差。

美国精神医学学会《精神障碍诊断与统计手册》（第五版）强迫症之诊断标准

A. 出现强迫思考、强迫行为或两者兼具：

强迫思考的定义：

1. 持续且反复出现的想法、冲动或影像，有些时候在被困扰的症状干扰时，个案的感受是侵入的、不想要的；这会给大部分的个案患者带来明显的焦虑或痛苦。

2.个案患者企图忽略或压抑这样的想法、冲动或影像，或试图以一些其他的想法或行为来抵消它们（如强迫行为）。

强迫行为的定义：

1.重复的行为（如洗手、排序、检查）或心智活动（如祈祷、计数、重复、默念）。个案必须回应强迫思考或根据某些必须严格遵守的规则来被迫地做出这些动作。

2.这些行为或心智活动的目的是防止或减少焦虑、痛苦，或者预防一些可怕事情的发生。但是，这些行为或心智活动与其期望去抵消或预防的现实状况是不符合的。

B.强迫思考和强迫行为是费时的（如每天花超过一个小时的时间），可能引起显著苦恼或引起社交、职业或其他重要领域的功能减退。

C.强迫症状无法归因于某物质（如滥用药物）或另一身体疾病所产生的生理效应。

数码时代的强迫症状

随着 3C 电子产品的兴起，不同形式的强迫行为也跟着出现。有些患者原来只是不断重复检查的动作，借由手机，开始重复拍下生活中的各种细节，保存下来，以求安心，甚至严重到把手机的容量都用光了，拍了很多照片，都不敢删除。有一位工程师患者，每次强迫症发作时，都会重复检查电脑里面是否有需要更新的软件。检查之后，明明都已经是最新版本了，可就是控制不住会持续想继续检查，或者生怕自己遗漏而想再检查一次。在强迫症发作时，患者的情绪也会受到影响，因而变得易怒、情绪起伏，让原本已经不稳定的情绪再次陷入混乱。

在治疗强迫症时，传统上会采用血清素的抗强迫症药物。不过若在治疗躁郁症共病强迫症时，服用单纯的抗抑郁药物是很危险的，反而会使患者躁狂发作。一定要确认诊断结果，适当用药，才不会让病情恶化。

05

为什么我会得躁郁症

基因遗传是躁郁症的生物病因

"为什么我会得躁郁症？"这个问题常是每位患者心中的疑问。目前为止，躁郁症的成因仍未被完全解开。不过，医学上已有一些普遍共识。

首先，躁郁症是一种与基因、遗传有关的疾病。许多医学研究发现支持这个理论。躁郁症的家人罹患相关情绪疾病的概率比一般人要高：

•**同卵双胞胎有躁郁症**：自己与对方基因一模一样，罹患躁郁症的可能性高达六成到八成。

•**异卵双胞胎有躁郁症**：自己与对方基因有部分是一样的，罹患躁郁症的可能性为两成到三成。

•**直系血亲中有躁郁症患者**：自己罹患躁郁症的可能性是百分之五到百分之十五；一般人仅有百分之一。

•**旁系血亲中有第二型躁郁症患者**：自己罹患第二型躁郁的可能性是一般人的八倍到十八倍。

从以上研究发现可以看出，躁郁症的确与基因、遗传有明显关联。因此，在了解患者状况时，探索家族病史是很重要的，特别是血亲中有人罹患躁郁症时。很多一开始被诊断为抑郁症的病患，若家人罹患躁郁症的话，那这个人约有四成可能也是躁郁症，而非单纯抑郁。

研究也发现，躁郁症患者的脑部结构、功能与一般人不一样，特别是在大脑神经系统、神经传导物质方面。这样的脑中枢生理异常也是目前治疗躁郁症的主要方向。透过妥善的药物治疗，对这些生理异状进行调整与改变，确实能改善患者的状况。

无论是第一型、第二型躁郁症，都有一定的遗传因素：

	家人中有第一型躁郁症的比例	家人中有第二型躁郁症的比例
患者被诊断为第一型躁郁	15.5%	2.1%
患者被诊断为第二型躁郁	22.4%	40.4%

结婚、生子前，先找医生咨询

许多躁郁患者担心：自己或另一半若罹患躁郁症，是否能生孩子？怀孕期间是否还应继续吃药？

躁郁症患者仍结婚和生子

依据患者与配偶的身体状况、罹病时间长短、疾病严重度、治疗反应、药物顺从度以及家人的支持度等因素，个别医生可能有不同的见解与考量。大抵而言，患者仍拥有结婚和生子的权利。只是若有结婚、生育的计划，都应该在第一时间与医生讨论下列相关问题：

- 目前使用的避孕方式（保险套、药物或其他）。

- 目前服用的药物对生育的风险与影响。

- 怀孕前若停过药，当时的情绪如何变化。

- 目前药物使用下，对药物的反应为何。

- 目前身心的健康状况。

- 月经周期的规律与变化。

- 生育史和月经史（初经为何时、月经频率与维持期间有何变化等）。

孕妇使用精神科药物的考量

一般医学的共识是怀孕后的前三个月，药物最可能对胎儿产生影响，特别是中枢神经和心血管系统发育的影响。对于必须通过药物控制躁郁病情的母亲来说，是否要停止服药目前尚未有标准的做法，患者必须与医生详细讨论，在吃药和停药中找到平衡，做出伤害最少的决定。对孕妇的药物使用上，有些最基本的原则，如在怀孕期能尽量不用药物最理想，实在不得已时，则使用危险性低、作用与过去药物相同的药，密切监控药物的作用与影响。依据怀孕周数、产期等时辰来调整药物的剂量，并且要和患者的妇产科医生保持联系，随时注意母体与胎儿的状况。在怀孕前期、中期，孕妇与家人应留意的事项有：

• 详细告知医生过去的服药史以及药效；仔细和医生讨论怀孕期间的用药计划。

• 避免任何会危害胎儿健康的行为，如抽烟、喝酒、吸毒等。

• 避免使孕妇处于危害胎儿健康的状态，如肥胖、营养不良、过度摄取咖啡因、脱水等。

• 若在怀孕期间仍感受到明显的情绪波动，和医生讨论如何在药物治疗、胎儿安全中间找到平衡。

• 尽可能维持日常生活的规律性，降低心情不稳定、睡眠异常的可能。

• 怀孕时和产后很容易有情绪波动，除服用药物外，还可以主动接受心理治疗或夫妻心理咨询。

怀孕时要小心复发

对躁郁症患者而言，怀孕本身也是一种压力。怀孕期间，母体荷尔蒙分泌增多，可能导致症状恶化或疾病复发。因此，关于怀孕期间是否用药，患者必须与医生共同观察、讨论，再做出决定。

小孩不一定也会得躁郁症

躁郁症孕妇所生下来的孩子是否也会有躁郁症？此一问题难能绝对保证。虽然医学上确实发现躁郁症有遗传的可能性，但并不代表子女百分之百就会有躁郁症。除先天遗传因素外，后天环境与压力对于躁郁是否病发也有重要的影响。因此，虽然患者子女属于高危险群，但通过后天心理支持、教养、环境等层面的加强，也可大大减少子女罹患躁郁症的风险。

不要轻忽环境与压力因素

有些人可能生来即有躁郁的体质，却一辈子都没有发病，就如同有家族癌症历史的患者并不一定会罹癌一样。相反地，另一群人虽没有躁郁症家族史，但最后却罹患躁郁症。是什么因素决定是否得躁郁症呢？除之前提及的生物遗传因素外，生活中的环境与压力也是重要的疾病肇因。

压力让躁郁症发作

当环境改变、压力增加时，躁郁症的发病率就会明显增加。最常见的压力事件是情伤、失业、失亲、事业失败等。又如，生产前后也是躁郁症高风险发作时期，因为生产对女性而言，是个压力极大的事件。还有些女性患者则在生理期前夕发病。另外，出国、睡眠周期改变也常引发躁郁。除压力外，搬新家、工作调迁、升职、结婚、孩子诞生等重大生活事件，虽被认为是正面的，但对某些人而言，也可能是诱发躁郁的环境压力因素。

失控考生的故事

　　某年高考的英文考试时，有位考生在座位上喃喃自语。监考人员发现他的状况已经影响到其他考生，故带他出考场。离开考场时，他情绪失控，在考场外大喊大叫，并把全身衣服脱到只剩内裤。

　　"我不能让家人失望"，这句话沉重地压在这位同学身上。因为父母的期望，这位考生虽然已经从知名大学毕业了，却每年都还想重考医学院。他坦承在考试时压力太大，因而失控。后来，警方到场安抚他的情绪，从他身上发现了精神科药物。家人知道时诧异："他怎么可能吃精神科的药？"但其实，这位多年重考生早因父母的期望而觉得压力大，自己跑去看精神科，服用精神科药物许久，只是都不敢告诉家人。在考试当天，因担心要考试而不敢吃药，才出现失控的行为。

　　分析这位考生在考场的情绪失控，很可能就是躁狂发作的特征。在没有服药的状况下，有许多因素"诱发"了他的情绪失控。根据报道资料，至少可以看出这位考生承受了多重压力。其一是来自家人的期待，虽然他已经从知名大学毕业，但父母仍期望他考医学院。其二是来自考场环境的压力，因为一个不能让家人失望的想法和严格的自我要求，加上在考场感受到的强大压力。其三是比较隐形、不易发现的压力，来自看精神科不敢让家人知道这件事。这种自己其实需要帮助，却不敢向最亲密的家人诉说，把它当成秘密，实在是极沉重的负荷。

气候节令也会让情绪起伏

"秋风秋雨愁煞人"，另一个与躁狂发作有关的因素是四季变化的环境因素。在秋季、冬季，患者发病通常以重郁为主；而春季、夏季时，则容易轻躁、躁狂发作。临床上，每到二月、五月、八月、十一月这几个月的节气与时令转换时，门诊总会出现许多原本病情稳定，却受节气影响而情绪疾病复发的患者。

在临床上，有一类称为"季节性情感疾患"的患者，这类患者通常有下列特征：

•冬天抑郁。

•在夏天时，可能情绪稳定，也可能有轻躁、躁狂发作。

• 在抑郁时，特别嗜吃碳水化合类食物。

• 在抑郁时，特别没力、睡得过多。

• 每天心情变化很大，如早上精神好，下午或傍晚变得萎靡、消沉。

"三高"的父母

躁郁症是一种与生理、心理、环境因素都有关系的疾病。家庭环境也会对躁郁症的发作或恶化有明显的影响。"三高"父母并不是说父母有传统的高血压、高血糖、高血脂，而是在管教上比较高要求、高标准、高期待的父母。

从许多躁郁症患者中可以发现，成长在"三高"父母的家庭中，往往容易诱发孩子罹患躁郁症的风险，或者增加疾病的严重度。这种"三高"的教养环境也可以称为高情绪展现（high emotional expression）的成长环境，还有一些特色：

• 教养者（如父母）思维上比较固执、没有弹性。

• 教养者过度保护、过度干涉孩子的生活。

• 教养者过度批评孩子、对孩子缺少足够的鼓励与支持。

• 教养者希望孩子完全按照自己的安排来做，较少站在孩子的立场思考、较少展现同理心。

● 教养者对孩子的期待过高、要求过多。

● 教养者说话时易采用比较尖酸、刺耳、充满情绪的字眼。

高情绪展现环境对孩子影响很深

成长在高情绪展现环境的小孩，往往在小学、初中就会出现一些状况。最常见的就是害怕人群、害怕表达自己的感受，或者严重到符合社交焦虑症（social anxiety disorder）的诊断。成长过程中，孩童也可能会经历霸凌、家暴等创伤事件。

成长在高情绪展现的环境里，无形中会刺激孩童对于负面信息的过度反应。这些孩童在面对挫折、批评、要求、期望、命令、指责、责任、打骂时，变得极度脆弱及敏感，且易因这些经验而出现强烈的情绪反应。同时，孩童对于被拒绝也是非常敏感的。这种称为高拒绝敏感度的特性，使他们在人际互动的非语言信息中，经常找到负面的想法、暗黑意念，因而使他们更易情绪爆发。

碰到不舒服、有压力的生活经验时，有些孩童可以找到值得信赖的同侪和老师，找到纾解压力的方法，进而渡过情绪波动的难关。但也有人因为无法得到家庭及学校的支持，只能从外寻找可以保护自己、支持自己的团体，像是参与帮派。采用翘课、刺青、吸毒、抽烟、喝酒、自残等方式，挑战过去对他们施压的权威。更甚者，用暴力、伤人的方式，来抒发自己累积已久的压力。

另外，比较内向的孩童很可能不知道怎么处理这些起伏、烦躁的情绪，会产生严重的焦虑、抑郁，甚至躁狂的情绪。当状况恶化时，孩童很可能会沉迷于网络交友、网络游戏，寻求虚拟同侪的支持，参与匿名网络霸凌等。对这些孩童、青少年来说，因为无法改变让自己感到压力的情境与对象，只好回过头来伤害自己，这种被动攻击的形态越来越常见。

生理、心理与社会因素都很重要

为什么有人得重郁症，有人则只有轻度抑郁？为什么有人得第一型躁郁症，有人则是第二型、第三型或第四型躁郁症？为什么不同人会罹患不同的情感性疾病？考量先天遗传与后天环境的交互影响，才能完整回答这个问题。

举例而言，同样的身体素质（如同卵双胞胎基本上身体素质是一样的），在不同的环境长大，可能会发展出不同的疾病。假设有某一同卵三胞胎中，大哥、二弟、三弟都带有躁郁症的体质。大哥出生在甲家庭，最后得了躁郁症；二弟出生在乙家庭，最后是重度抑郁发作；三弟出生在一个充满关爱与支持的家庭，最后没有得任何情绪上的疾病。这只不过是最简单的假设。实情是，影响躁郁发病的基因、遗传因素有很多种，加上成长环境的不同，两者交互作用后，可能有的后果实在难以预料。

生理、心理与社会因素

"为什么会罹患某种疾病？"医生常用生理—心理—社会模式，来向病患解释。以躁郁症为例，让患者生病的原因大致可简单分成三类：

- **生理因素**：基因、遗传、气质、怀孕、生产、体质。
- **心理因素**：人格特质、心理素质、压力应对方式。
- **社会因素**：家庭背景、教育、环境、社会文化、生活压力事件。

在这些因素中，各自包含一些可能促使躁郁症发病、维持或恶化的因素。这些因素往往交互影响。因此，通常很难明确指出是哪一个单一因素，如特定基因或特定事件，造成患者生病。

在知道躁郁症与遗传、基因有关后，有些患者父母可能因此自责，觉得是自己把这个疾病遗传给小孩。在此也必须提醒，基因、遗传是扮演一部分的角色，但不是唯一的因素。后天环境，如求学环境、社会、文化背景等，也是诱发疾病发作的重要因素。

因此，躁郁患者或其父母无须过于自责，毕竟没有人希望家中有人生病，如同患癌症或其他内外科疾病一般。虽然无法改变罹病的事实，患者却可以积极地接受治疗，提升生活品质。这样的方式更务实，也更有帮助。

被抹黑的躁郁症

"精神疾病污名化"是一种对精神疾病患者持负面看法的状况。台湾地区曾举办"你眼中的躁郁症"青少年创作比赛。通过参赛活动的作品，可以一窥当下年轻人是如何看待躁郁症这种疾病的。

活动结果显示，近七成参赛作品将躁郁症视为一种极度严重、需要被同情的疾病。此现象颇值得玩味，因为青春期到成年早期，正是躁郁多发的时期。若青少年对躁郁症持负面观点，可以想象，他们主动求助的意愿一定相当低。事实上，躁郁症只是一种情绪失调疾病，通过稳定治疗、支持与辅导，患者也可以过着和一般人无异的生活。

抑郁症在过去也是个被污名化的疾病，但经过几年努力地去污名化后，台湾地区对抑郁的负面观感已稍加改善，大众也更能接受因抑郁而就医的行为。不过躁郁症似乎还没得到大众足够的理解与认识。民众多半听过躁郁症，因不了解，心中可能仍认为躁郁症患者像是精神病、疯子等不正确的刻板印象。当这样的印象停留在人们心中时，便会成为患者寻医求助的障碍。

媒体中呈现的躁郁症

试举过去与"躁"有关的新闻标题如：

- 躁郁男对父家暴，疑砍死妹妹。
- 单亲妈妈治好躁郁症，唯一处方是性爱。
- 她躁郁症发作，狂买名牌包送路人。

由这几则标题可以看出，躁郁症在媒体上仍多以负面角度出现，且不时强调其失控、危险、冲动的特质。这也容易使视听大众易对躁郁持负面观感。让事情变得更糟的是，当民众做出不当行为后，如比中指挡救护车、在爱心专座上怒斥老人等，被路人用手机录影、上网传播，但事后以自己有躁郁症作为说辞。这样更加深了大众对躁郁症的误解，让患者承受更多的压力与异样眼光。

其实这种问题不只躁郁症有，多数精神疾病都有被污名化的状况；只是躁郁症面对的污名化程度，在所有精神疾病中排在前三名。污名化除对患者造成心理压力外，也增加了就医的困难。在日趋文明的社会里，这样的问题应该被正视。

许多来诊患者透露，其实就诊前就曾在我的诊所门口徘徊了好久，但因看到精神科、身心科这几个字，又却步了。时代在进步，大众对精神医学的了解已比过去增加许多，已有部分民众能够接受前往身心科看医生的行动。但这样的进步仍然不够，如何鼓励有需要的民众勇于协寻身心精神科专业的诊疗及心理辅导，医疗相关的政府部门尚有努力的空间。

06

躁郁症，
不是一个人的事

躁郁发作，子女配偶易遭殃

家中有人生病时，往往不只是病人一个人的事，其他成员经常会受到波及，有时这些影响与冲击非常直接。家庭成员中，子女、配偶很容易遭殃。想象一下，要长期与一位情绪不稳定，时常生气、说话直接的人相处，是否会感到无比的压力？

许多躁郁症患者虽在职场、工作环境中表现亮眼、"冲冲冲"、绩效高、效率佳，但回家后，却惯于将累积一天的压力全都宣泄在家人身上。于是，回到家的他／她，脾气明显变得暴躁，也容易对大小事显得不耐烦。和家人沟通时没耐心，也容易因为事情不如预期而动怒。除动怒外，有些躁郁症患者也变得容易对周遭一切严格、挑剔。衣服没放好也骂人、洗完澡不小心把浴室外地板弄湿也不被容许、半夜起床上厕所不小心声音大了些也会令其抓狂；家属往往动辄得咎。

凡此种种，对患者配偶或子女来说，长期要与这样情绪高涨的人相处，确实是件辛苦的事。如果患者伴侣个性比较温和，多半是长期忍耐。但被骂久了，难免心情沮丧、低落、紧张、焦虑。长久下来，容易得焦虑症、强迫症、恐慌症，甚至抑郁症。如果患者伴侣个性也很强硬，面对坏脾气选择硬碰硬，那家里就变得鸡犬不宁，大吵小吵吵不完。生活在这样的环境中，对伴侣来说相当辛苦，对小孩来说，也是个很不稳定的成长环境。小孩容易因为父母的情绪波动、纷争而变得焦虑、不安，欠缺安全感。

谈情，而不要论理

躁郁患者常因一些事情和家人起纷争，诸如理财状况、教养孩子、住家环境等。当躁郁患者情绪高涨时，讲话会变得激动、大声，且难同理对方的感受。对不理解躁郁症的家人来说，会不理解患者为何如此难以沟通。对于正在争吵的议题，双方针锋相对、公说公有理、婆说婆有理，持续争吵，彼此火上浇油，结果患者快速运转的大脑仿佛是失控的列车，将导致难以想象的后果，譬如出现攻击、暴力，自伤、自杀等行为。

因此，在面对情绪高涨的患者时，切记不要过度讲理或想要说服、讲赢对方。许多躁郁症患者遇到说理的人，反而可以比对方说出更多大道理。这样的沟通，也容易让彼此的情绪冲动严重恶化，使患者情绪爆发，闹到夫妻离婚的案例屡见不鲜。

面对这样的状况，最好的方法就是先试着暂停双方僵持不让的话题，给彼此一段时间先休息、喝杯水、上个厕所，舒缓一下紧张的情绪，谈情而不论理，暂时远离争执的焦点，待彼此情绪都冷静后，再来思考后续处理方法。

家人比病人先来求医

很多时候，先来到门诊求助的不是病人本身，而是被病人的混乱情绪弄得遍体鳞伤的家人或配偶。除情绪低落外，长期处于婚姻的不稳定、随时会被责备的生活压力下，很可能出现一些身心症状。比较严重时，甚至会出现因压力造成免疫系统失调、感染、久病不愈，甚至罹患癌症的情况。

"强遇弱，则弱倒；强遇强，两者分；两者不分，孩子倒。"这句话的意思是，通常躁郁症患者情绪较冲动、较直接，在与人相处时，往往是较强势的那端，若碰到一个比较顺从、温和的另一半，往往容易因长期承受这种情绪压力而出现抑郁、焦虑，甚至精神分裂等精神疾病。若两人情绪、性格都很强势，结果便可能是两败俱伤，不是离婚就是争吵不休。即便两人势均力敌，孩子处于这样的环境，往往是最惨的受害者。

因此，当家中有人长期情绪不稳定、过度敏感或情绪化，甚至到了歇斯底里的程度时，除怀疑对方是否可能有躁郁症需就医外，同样重要的是照顾一下自己的状况：自己是否已经处在压力的边缘了？可以的话，不妨自己先到医院找医生评估，和精神科医生一起讨论对策。

躁郁症患者会不会攻击别人

精神疾病患者走在路上很可能会随便攻击路人，这一直是大众对精神疾病污名化、标签化的地方。事实上，并非所有精神疾病都与攻击行为有关。与攻击行为有关的疾病多属以下数种：

•**反社会人格**：一种病态的人格特质，做事不负责任、残忍、喜欢破坏和打架、缺乏道德感、以侵犯他人权利为乐。

•**物质滥用**：如酗酒、吸毒之后，可能出现攻击行为。

•**精神分裂**：出现幻听、妄想，患者可能因为出现被害妄想，认为周遭的人会对他不利，于是才会保持敌意，增加出手攻击自保的可能性；又或者受到幻觉干扰、教唆而动手伤人。

•**脑部病变**：有些疾病会对脑部功能造成影响，而使患者可能出现无法自我控制而动手的状况，如失智、脑瘤、谵妄、中风或脑血管疾病等。

躁郁症患者不一定会攻击别人

在躁狂发作时，患者确实可能因为情绪异常高亢、易怒而自我控制能力变差。只要受到一丁点儿刺激，就可能有剧烈的情绪反应。此时患者确实容易因一时冲动，轻则出口谩骂、大发雷霆，重则出现乱砸物品或肢体攻击的行为。不过，在其他期间，如抑郁或是没有任何情感疾病发作时，患者不太可能有所谓的攻击、冲动行为。同时，并不是每一个躁郁症患者在躁狂时都会出手伤人或者有破坏行为。每个患者可能都有他们自己处理、面对情绪的方式。不要一听到躁郁症，就给对方贴上暴力的标签。

如何帮助有攻击行为的患者

在某些状况下，家属确实会面对躁狂发作而有肢体暴力的患者。当患者因情绪混乱而有脱序、危险、冲动的行为时，家属可以怎么办？

紧急状况下，民众或家属可通知警察局、消防局或卫生局、卫生所。接获报案的单位会派人前往了解状况，并预判、初判当事人是否为精神病人或疑似精神病人；此时，可能需要家属说明当时状况。若患者确有伤害他人或自己的行为或危险，就应由执法机关会同家属与卫生机构人员，护送患者到所处地区的负责医院强制就医。躁郁症患者被强制送医后，将接受精神科的诊疗流程，如有强制住院需要，通常会安排患者住进病房。在住院过程中，将由医疗团队对患者进行全方位的照顾。如患者精神状况已经超出家人可控制之范围，且有可能伤害自己或他人时，住院治疗仍是最建议的处理方式。

躁郁症与自杀

因生病而自伤、自残甚至自杀而失去生命，是医疗中最不乐见的结果。但许多调查发现，躁郁症患者确实属于高自伤、高自杀风险的族群，特别是第一型、第二型躁郁症。患者处于抑郁发作和混合状态时，危险程度更高。

在讨论自杀时，认识一些基本的概念是有帮助的。

• **自杀意念**：心中存有自杀的想法，但尚未付诸行动。

• **自杀企图**：患者出现实际的自杀行为，但未因此死亡。

• **自杀身亡**：因为自杀行动而死亡。

约有二成到五成的躁郁症患者想过自杀。在此群体中，每十个躁郁症患者，就有一个有过自杀企图。躁郁症患者自杀身亡的可能性高出一般人十五倍到二十倍，这是一个值得关注的数字。这些数据凸显躁郁症是自杀的高危群体。

不同情绪疾病中，患者曾经尝试自杀的比例为：

- 单极性抑郁：12％。

- 第一型躁郁：17％。

- 第二型躁郁：24％。

躁郁症中与自杀有关的因素

并不是每个躁郁症患者都会想自杀或企图自杀。患者中，符合某些特性的人，较可能出现自杀的行为：

- **症状比较严重的患者**：这类患者可能已经有很多次重度抑郁发作、混合状态；除躁郁外，还可能有严重的焦虑、悲观想法。

- **长期抽烟、酗酒、吸毒、嗑药的患者**：出现成瘾行为后，自杀风险也会变高。

- **出现幻听、妄想等精神病性症状的患者**：受这些症状影响，患者冲动自杀的可能性会增加。

- **个性较为冲动的患者**：较可能因情绪波动而做出自杀的举动。

另一个值得留意的状况是，很多第一次知道自己得了躁郁症的患者，可能因受不了这样的诊断结果带来的打击，而冲动地做出自我伤害的举动。有些患者第一次发病就是躁狂，且因行为举止过度异常而被送进医院。

这种因为首次发病而住院的时刻，往往会是患者自杀的高危险时段。对多年躁郁症患者来说，只要患病的七年内有过任何一次自杀企图，都属于自杀的高危群体。

家庭与环境因素也可能增加自杀的风险。比方说，家族中有人曾尝试自杀，或自杀身亡；又或者最近患者身旁有人尝试自杀、新闻上有自杀相关的报道等，也很容易使得躁郁症患者自杀概率增加。因此，每当新闻中报道相关事件时，便应特别关注患者的情绪。对于自杀的预防，其实你我都是最佳守门员，多关心自己的家人与朋友，就是最好的开始。

躁郁症是否需要住院治疗

在躁郁症躁狂发作时，患者若已出现伤害自己或他人的举动或有此危险时，住院治疗是保障病人与家人安全的必要处置方式。住院期间，患者会待在二十四小时有人把关的安全环境中。同时，由精神科医生、专科护理师、临床心理师、职能治疗师、社工师等组成的医疗团队，除稳定病人的病情外，也会加强病人的生活功能。

住院期间，除稳定的药物治疗外，当药物治疗效果不佳，或情况紧急时，也可能使用其他治疗技术如电抽搐治疗来改善患者的状况。电抽搐治疗是电击脑部诱发痉挛，好用来治疗精神症状的方式。常用来治疗重度抑郁症、躁郁症、精神分裂或合并强烈自杀倾向的患者，尤其是当所有药物和心理治疗都无效时。八成的急躁期发作患者在电抽搐治疗后，症状可获得显著改善。而对急性抑郁来说，五成以上的患者对电抽搐治疗有良好的反应。一般来说，目前的电抽搐治疗法都须先经麻醉和肌肉松弛，因此病患在治疗过程中并不会感觉到痛苦和不适，一般电抽搐治疗都是在住院过程中进行，是一种相对安全的治疗方法。

住院治疗的疑问

提到住院治疗，许多患者和家人可能会感到疑惑或害怕。以下几点说明应可帮助读者大致理解住院治疗的状况。

• **躁郁症何时要住院？**在躁狂期、重郁期发作时，患者失去自我照顾能力，可能或已经有任何自伤、伤人举动时，便建议住院治疗。

• **会住进哪一种病房？**在躁郁症急性发作时，通常是住进急性病房，通过密集的治疗尽快稳定个案的状况。

• **要住多久？**这由患者本身病情的严重程度决定，家属须留意的是住院七天内，通常病情比较混乱。一般而言，住院治疗与观察通常需要至少三个星期，待患者状况稳定，便可与医生和治疗团队讨论出院。

• **保护室是什么？**在住院治疗中，若发现患者有伤害自己或他人的行为，通常会被送到保护室，进行身体的约束，与他人隔离，以避免患者因疾病做出伤害自己或他人的举动。通常保护时间以一小时为基本单位，视患者状况严重度，医生也会给予药物的针剂注射，以尽快稳定患者的情绪。

●**住院有什么好处**？除防止病人自伤、伤人及确保其按规则接受精神科药物治疗、安全无虞外，患者在住院期间还可以与其他病友进行人际交流、分享。同时也可暂时远离原本的压力，如工作压力或家庭冲突，增加情绪稳定度。

07

躁郁治疗就医指南

身心科是精神健康守护者

对可能有躁郁困扰的患者，无论是身心科、精神科、身心精神科，都可以提供必要的医疗协助。现在许多医疗机构将"精神科"改名，一方面是想降低民众就诊时的心理压力；另一方面更改名称也强调医学上的许多身体症状其实都与个人心理状态有所关联，心不离身、身不离心。

在身心科就诊是重视自己精神心理健康的表现

比起过去，民众对于就诊精神科的恐惧感已经降低，但整体而言，多数人仍觉得看身心科是个挑战。无论在农村或都市，这种状况都颇为常见。在农村，民众多半认为精神科是发疯的人去看的。心不安宁？去庙里拜拜，或者找乩童收收惊就好。在都市，民众对精神科的畏惧仍然存在，像是上班族常害怕到精神科治疗，担心自己被贴上有病的标签，另外也害怕他人知道时的异样眼光，害怕被认为是"草莓族"、抗压性不足。

无论如何，这样的疾病标签是不公平的。在有感冒、肠胃不适、胸闷等状况时，民众会很自然地前往医院，询问医生自己的状况。这是自己在意身体健康的积极表现。通过医学知识、仪器检查，医生会与你讨论身体上的异状，然后协助改善。举例来说，牙痛时，多数人并不会自己当起医生、看镜子，开始处理疼痛的那颗牙齿，而是会前往牙医诊所，向牙医请教自己的状况，然后请牙医帮忙处理这样的疼痛。

然而，无论是躁郁症、抑郁症，还是其他精神疾病，其实也都是在生理、大脑、心理方面出现了困扰，并不是因为个人抗压性低、意志力较弱，或者做了坏事而得到报应。应该像面对其他内、外科疾病一般，主动就医，向专业医生询问、与之讨论，认识这些异状的原因和治疗方法。和到医院看感冒相同，这是主动积极地照顾自己身心健康的重要行动。

大部分生理疾病与心理、大脑有关

医学界早已发现，除精神疾病外，很多生理疾病，像是癌症、免疫系统疾病、消化系统疾病、循环系统疾病等，都与个人的心理状况、压力感受有极大关联。若仅针对生理部分进行治疗而忽视了心理层面，通常治疗恢复速度会比较慢，又或者，原本的内外科生理疾病，容易因压力等刺激而加速恶化。

期望未来通过推广与教育，有更多民众认识到身心科、精神科可提供的服务，并把这样的医疗服务当成身心健康的守护者。摆脱过去因为不熟悉、不了解而有的疾病污名化与刻板印象，让身心科得以发挥它最大的效用。

未治疗的后果

据统计，未经适当治疗的躁郁症，会使一个二十五岁的患者丧失十四年的工作能力以及至少十二年的健康。据世界卫生组织 WHO 在一九九〇年的调查，在所有使人失能的原因里，躁郁症排行第六。因此，无论是从患者本人的健康或是从社会经济层面的考量来说，及时让躁郁症患者接受治疗是非常重要的。

躁郁症患者每次躁狂发作时，如果没治疗，躁狂的状况会维持三个月至六个月。而未经治疗的抑郁发作，会持续更久的时间，约达九个月。每次情绪发作会维持的时间也因个人体质、心理状态与环境、压力等因素而异。

处于严重躁狂与抑郁情绪时，患者与家属在生活、工作、人际关系这些层面，都会受到明显影响。医生也发现，每当患者有新的一次躁狂或抑郁发作时，症状往往比之前发作的情况还要严重且持久。因此，及早就医和就诊后稳定、规律的治疗十分重要。

据研究，躁郁症患者多数会经历超过七次以上的复发。因此，对躁郁症患者来说，接受治疗是非常重要的。

- 未经治疗，仅发作一次的患者比例：8%。

- 未经治疗，发作两次到三次的患者比例：29%。

- 未经治疗，发作四次到六次的患者比例：26%。

- 未经治疗，发作超过七次的患者比例：37%。

药物治疗是有效的，也是重要的

躁郁症的肇因中，有一部分是来自基因遗传与大脑运作方面的异常。因此，目前治疗躁郁症的方法是从这样的异常之处着手，通过药物调节、改善生物体质上的失衡。

使用药物治疗躁郁的确是有效的。平均来说，第一次躁狂或抑郁发作后，若能及时接受药物治疗，每一百位患者中，有七位到十五位之后不会再复发；四十五位到七十位患者之后虽然会复发，但症状可被稳定控制；而剩下的十人到二十五人，未来则会反复发作，发展为慢性病程。

躁郁症患者通常是在情绪发作时前来就医。无论是躁狂或抑郁发作，治疗时的目标，都是将过度两极的情绪通过药物治疗，搭配其他治疗手段，使患者维持在平稳的情绪状态下。躁狂发作时，使情绪和缓，回归平衡稳定的状态；抑郁发作时，则将情绪提升至原本的平稳状态。

由于躁郁症是慢性疾病，目前的医学进展仍无法完全根除这样的疾病，所以未来仍须通过维持期的治疗来预防下一次的躁狂、轻躁狂或抑郁发作。不过，在适当的药物心理治疗与家人的支持下，可以尽量减少患者再次出现躁狂、抑郁的可能性，进而维持个人原有的生活品质，恢复社会功能。

"早期发现，早期治疗。"躁郁症的诊疗也是依此原则。多次的躁狂发作会对患者的脑部造成许多可能无法修复的损伤，而这样的损伤会使患者再度发作的机会增加。因此，越早治疗，效果越好！

我没病，为什么要看医生

要接受自己生病的事实并不容易。对患者来说，要在"理智面"上接受自己生病的事实；同时，在"情感面"也要能承受"病人"这个新角色对自己情绪上的冲击与影响。医学上常用"病识感"这个概念来评估患者对自己病情的了解程度。病识感的程度大致可以分为：

• 患者完全不认为自己有问题。

• 患者知道自己有点不太对劲儿，但归咎于太累或其他因素，不认为是生病造成的，因此也觉得不需要就医。

• 患者知道自己生病了，但仍不觉得需要就医。

• 完全的病识感：患者知道自己生病，也愿意配合就医。

门诊中常见的一种现象是：许多躁郁症病患比较能接受自己得了"抑郁症"，而较难接受自己是躁郁症患者。这可能有很多原因，比方说：患者其实不了解躁郁症，因而感到恐惧，又或者患者对躁郁症持有一些污名化（像是疯子、精神病等）的想法。患者确实需要一段时间来适应自己真正的病况。同时，家属的接纳与支持会使患者较能接纳自己患病的事实。因此，家人提供情感及心理上的支持，医生提供清楚的说明，则可能加快患者对躁郁症病识感建立的速度。缺乏病识感者就医意愿低，即便就医后也较不顺从医生的安排进行治疗或稳定服药，因此很可能使症状复发或恶化，这不是人们所乐见的。

自己当医生

某药厂电视广告的对白中，一位老人因为觉得自己的病好得差不多了，就不愿意再稳定服药；日后才发现原来自己的病情其实还没稳定。治疗躁郁症过程中，这种状况也十分常见。

患者被诊断为躁郁症后，医生通常会即刻开始为患者安排治疗计划。如果病患愿意配合、顺从，通常会有不错的治疗效果。然而，在接受医生提供的医疗建议后，百分之百顺从、愿意主动配合的患者，在躁郁症患者中所占比例仍然偏低。医学中，以"顺从性"的概念，来描述病人愿意配合医生治疗的程度。

认识医疗顺从性

顺从性可以简单分为两种：

●**门诊顺从性**：患者是否准时依照约定的时间回诊？患者是否能依照医生门诊时的叮咛、建议去执行？患者在门诊时，是否能够主动与医生讨论自己的病情？

•**服药顺从性**：患者是否能准确依照药物服用指示来服药？是否会擅自停药？服药时是否遵守剂量规定？（如应该吃一颗自己改成半颗）是否遵守频率规定？（如早上忘记吃，晚上吃两倍）是否遵守服用方式规定？（吞、咀嚼等方式）是否遵守服药时的禁忌？（如不能空腹或不能配酒），是否会主动与医生讨论服药后的反应，或药物副作用等。

很多时候，患者觉得自己已经遵守医生的规定在服药了，但是药效却没有出现。原因可能是患者和医生对服药指示的严格标准不同。根据英国调查，九成的病患认为自己"已经遵照医生指示"了，但医生这边却认为只有三成的患者"确实配合"。

顺从性决定治疗效果

在观察病情发展时，患者的"顺从性"在躁郁症治疗上非常重要。据调查，每三位躁郁症患者，就有一个人在吃药时少吃三成的药。自行减药、停药不但易使疾病复发，更可能增加住院率及自杀率！患者对自己疾病的病识感越佳，通常越更愿意配合医生的安排与治疗，也更愿意稳定服药。这类患者的复原状况通常比顺从性差的患者要好得多，病情也能逐渐改善。

有些特别的患者顺从度比较低，如年纪小、单身、男性、教育程度低、缺乏社会心理支持的患者。或者除躁郁症外，尚有毒品酒精滥用以致成瘾、有精神病症状、缺乏病识感、否认自己有躁郁症、对治疗抱持负面看法、听信谣言偏方和自然疗法等。当病患符合这些特性时，医生的清楚叮咛、家人的陪伴与督促对患者能否稳定从治疗中受益就更显重要。

找名医，不如找能信任的好医生

在知道自己或家人罹患躁郁症后，患者与家属可能会很着急，急于找到这方面的"名医"或"权威"。这样的心态很常见。不过比起找到权威或名医，能找到一位自己可以信赖、适合自己的医生，或许更重要。

医患之间能否建立足够的信任关系？医生是否愿意倾听你的病情？医生是否对躁郁症的治疗富有经验？是否能给病人足够的信心和希望感？这些问题，其实比找"权威"还重要。

在治疗躁郁症的路途上，找到一位可以信任的医生只是起点。之后，患者与家属要记得全力配合医生的嘱咐，积极参与治疗。在诊断出躁郁症初期，患者或家属或许会想找其他医生来咨询所谓的第二意见，在合理的程度内，这样的做法是明智的；但是若是因为对"罹患躁郁症"这件事过度抗拒，因而想到处找医生推翻这样的诊断，反而可能会拖延病程，恶化病情。

患者在诊断确定后，宜尽量避免多次更换医院、诊所、医生与治疗方式。原因在于，通常药物治疗都需要一段时间，效果才会稳定。若因短时间效果不佳，就急于换医院、换医生，很可能中断原本正在酝酿的药物效果。同时，第二位医生若没有留意前一位医生的用药状况，开立新药，却没时间马上衔接中断的药物治疗，反而可能造成病情变化。

自我觉察情绪症状及药物反应

在治疗期间，若出现任何不舒服、不适的状况（不管这样的状况是来自疾病还是药物副作用），都应该即时、主动回诊，详细告知医生，和医生讨论。在还没看医生前，也可以试着养成记录自己病情的好习惯。这样不但可以减少自己因为遗忘而疏忽的重要线索，让医生精确地了解自己的状况，还能节省看诊时的时间。

以观察情绪变化为例，并不是每个患者对自己情绪的变化都是敏感的。但在躁郁症的治疗过程中，患者应练习对自我情绪客观观察的能力。因此，在看完医生后，患者应观察或记录自己躁狂和抑郁的迹象。下次返诊前，可记录这期间的情绪变化、睡眠时数、生活作息等。这些资料对于医生评估患者病情、决定药物是否奏效等，都是非常宝贵的。除患者本人外，家属也可对患者状况提供类似的观察，并加以记录，都能让医生更精确理解患者的状况。

以躁郁情绪为例，患者练习观察自己的特定症状

我的躁狂特色	我的抑郁特色
☐情绪高昂	☐情绪低落
☐过度兴奋	☐郁郁寡欢
☐精力充沛	☐陷入低潮
☐无法睡觉	☐对周围的事物漠不关心
☐作息混乱	☐话变少
☐好争辩	☐说话慢
☐多话	☐不想做事
☐有不合理的要求	☐觉得自己很没用
☐易与人起冲突	☐活动减少
☐过分慷慨	☐动作缓慢
☐变得敏感	☐整天躺床
☐易受环境的影响	☐食欲不振
☐对事情斤斤计较	☐睡眠易惊醒／早醒
☐爱批评	☐无法照顾自己
☐易怒	☐胃口变差或吃太多
☐固执	☐想法变得悲观

通过记录，患者可以观察、追踪自己每日的情绪变化

	周一			周二			周三			周四			周五			周六			周日		
	早	中	晚	早	中	晚	早	中	晚	早	中	晚	早	中	晚	早	中	晚	早	中	晚
+5																					
+4																					
+3																					
+2																					
+1																					
0																					
−1																					
−2																					
−3																					
−4																					
−5																					

08

服药是治疗的
重要手段

治疗躁郁症的药物有哪些

治疗躁郁症的药物，大致可分为：（一）情绪稳定剂，（二）抗精神病药物，（三）抗抑郁剂，以及有镇静与安眠作用的抗焦虑剂。这四类药物分别有不同的药效。端视病人症状，医生会搭配不同的药物，针对不同的症状进行治疗。

在药物治疗的形式上，除口服药外，还有滴剂、针剂等形式可供选择，简介如下：

• **口服药剂**：最常使用的药物形式，也是最常见的。包含了一般常见的裸锭（没有任何外膜或胶囊包覆）、膜衣锭、肠溶锭、长效缓释锭、胶囊等；大部分的药物都属于这种口服药剂。

• **口溶药剂**：又称为口溶锭。这类药物在口腔内经过唾液的作用，就可以溶解，患者无须担心"吞药"的过程。这类药物特别适合吞咽有困难的病人。也因服用这类药物时无须饮用太多水，所以可用于不适合大量饮水的患者。

• **口服滴剂**：滴剂是指将药物以液体方式呈现，可通过滴在水中、让患者喝下的方式服用。

• **短效与长效针剂**：短效针、长效针是将处理过的药物透过深部的肌肉注射到患者身上。注射后，药效可以慢慢地在体内释放。视病人状况，医生可安排一周到一个月注射一次；依患者状况与剂量，来安排使用短效或长效针剂。注射后，病人可不必通过服药来维持治疗。因此，针剂也适合用于不愿服药或无法配合服药的患者。

吃药迷思，一一破解

服用药物真的有效吗？

服用药物前，患者或家属的疑问往往是："吃药真的有效吗？"由于躁郁症与大脑内部神经传导物质的失衡有明显关联，通过药物协助改善这样的失衡，患者症状一般会有明显改善。

事实上，药物治疗是目前躁郁症治疗中最重要的一环。根据每位患者独特的症状与病情，医生会为病患调配专属个人状况的药物与剂量。在开药时，医生会考量许多因素，如患者过去疾病的症状、变化与发展、过去用过的药物、药物的效果与反应，甚或家族中也有成员罹患相同病症，曾服用何种药物等。这些因素都考量过后，才会开立最适合病患的药物。

研究发现，正确用药可明显减少躁郁症状、减少住院必要、降低患者自杀风险。约八成患者在稳定服药三个星期到八个星期后，症状会明显改善。稳定服药对躁郁症治疗相当重要。

服药多久才会有效果

"医生，我的药都已经吃两三天了，怎么好像没什么用？"这类问题常被提出。

一般来说，治疗躁郁症的药约需两个星期才会发挥作用。因此，就诊初期，医生通常会安排患者在短时间内返诊，好观察药效、副作用与病情的变化，再依据症状改善的程度，进一步调整药物或剂量。

每位患者多少都需要一段时间来调药：短则半个月，长则一两个月。唯有规律、精确地依照医生指示服药，医生才能协助患者找到最符合自己的药物。患者应避免在未告知医生的状况下擅自换药、减药、停药，这样做很容易对治疗效果造成影响，让病情复发或恶化；也不要因为服药几天后，觉得没什么效果，就自己增药，或者干脆不吃，这些都是不正确的做法。有任何药物问题，都应返诊与医生咨询、重新评估调整用药，切勿自己当医生。

药吃久了，会不会戒不掉

"药吃久了会不会戒不掉？"事实上，除了安眠、镇静这类抗焦虑药物外，多数治疗躁郁的药物没有成瘾的问题。患者可以安心地依据医生指示来使用。

对于药物戒除困难问题，医生比病人还要更关心。因此，若患者服用任何可能成瘾的药物，医生都应事先告知，并提醒病人，在剂量安排上也会格外留意。至于会不会出现药物戒除困难的状况，可以和医生讨论。

药物治疗有阶段之分

躁郁症的药物治疗大致可分成几个阶段：

•**"急性治疗"阶段**：在患者急性躁狂发作、或抑郁发作时，通过药物来缓解患者的症状。

•**"持续治疗"阶段**：急性治疗后，患者仍必须服药一段时间，让病况更为稳定，使没有发病的时间持续更久。

•**"维持治疗"阶段**：长久未发病后，患者症状已渐趋缓解，此时服用药物是出于预防性考量，希望用药物来预防未来复发的可能。

症状改善后仍得用药一阵子

"为何感觉病情已好转，却还要持续吃药？"这是病人常有的疑问。门诊中，虽然患者已经稳定用药一阵子，还是会有一些残留的症状。残留的意思是大多数症状已经消失，但仍有一些轻微的症状无法通过现用的药物完全清除。这些残留症状的存在，很容易诱发再一次的情绪发作，因此医生通常会鼓励患者继续服药，以起到预防或维持作用。

躁郁症的治疗上，兼顾短期的急性症状缓解治疗、中期的持续治疗与长期的维持治疗，是目前精神医学中普遍的共识。特别是预防性的持续与维持治疗，病患往往不明白这样用药的用意，在此必须加以强调。

如果缺乏预防性的维持与持续治疗，躁郁症极易复发，且发作的频率会加快，病情的严重度也会更厉害，不得不慎重。此外，多次情感发作的累积，会对患者脑部造成结构上的伤害，这种伤害可能导致大脑无法挽回的缺损，使患者在未来更容易复发，变成恶性循环。因此，长期稳定与规律的用药确实有其必要性。

不要怕药，要怕的是病

很多患者一听到要吃药，便会开始害怕，怕药伤身、伤肾、伤肝或伤胃。甚或还没吃药就质疑药物的效果。拿到药的时候，就指着"副作用"的地方，询问医生或药师副作用是不是很危险、很可怕。

不是一定有副作用

其实，药物副作用并不一定发生在每个患者身上，发生的概率也很小。此外，就算副作用发生，随着服药时间增长，患者往往可逐渐适应。然而，很多患者看到一些药物说明书上写的副作用，就会偷偷不吃；或者在门诊频频询问副作用，问得巨细靡遗，越问越怕，本来没有的副作用，都因为过度焦虑而影响其服药顺从性，进而影响药物的治疗效果。

网搜症候群

现今随着信息时代的到来，网络上的信息多到爆炸。

很多病人喜欢上网搜索一堆资料，生病前搜索、吃药前搜索，越搜索越焦虑。在资讯量大得可怕的状况下，反而深受这些资讯影响。由于网络上的资料来源往往难以回溯，正确性也有待评估，无法完整、客观地呈现医学的复杂性。这样的状况下，患者很可能对接受治疗、服用药物等医疗处置产生疑虑、不安。因此，适时搜寻可靠、有根据的资料来阅读是好的，但若搜集资讯过了头，反而会过度焦虑，影响治疗及就医。

若服药不适，返诊问医生

服药过程中，若遇到无法解决、不适的副作用，应即刻返诊，或电话联络医生，与医生讨论。服药前，如医生判断此药在患者身上可能会出现副作用，医生都会事先提醒患者，告知服药时必须留意的地方。在药效还不稳定时，医生也不会一次开太久的药，会鼓励患者几天后就返诊，讨论药物的治疗及反应是否存在副作用。老话说："不要怕药，要怕的应该是病。"

垂直断药很危险

治疗躁郁症时，医生最不乐见的状况，就是患者自行变更药物的剂量或使用频率。这类减药、停药、断药的行为，最可怕的就是垂直停药。垂直停药就是原本很规律地服用固定药物，但突然在某一个时间点，将所有的药物都停掉，使患者突然处于毫无药物作用的状态下。

垂直断药的常见原因

垂直断药发生的原因有许多种。其中一个常见的状况是：在春、夏逐渐到来之际，因季节变化，患者的亢奋情绪会不知不觉出现，进而使轻躁发作。轻躁带来的愉悦感对患者来说通常难以抵抗，因而容易自行断药。

另一种垂直断药发生的原因是：患者原本可能固定接受甲医生的治疗，但因其他因素而改看乙医生。乙医生在开药前，没有留意到甲医生过去的医疗安排，而变更了患者的用药或剂量，这样也可能导致垂直断药的状况发生。

垂直断药的可能后果

除使症状恶化外，垂直断药还可能进一步导致治疗上的阻抗现象。阻抗现象是指原本某药物有药效，可能因为患者曾经垂直断药，而让药物在其身上效果变差，甚至可能需要原来两倍的药量，才能达到原来的效果。因为垂直断药而使药物在患者身上完全失效也是有可能的。原本已经稳定起作用的药物失效，又必须再安排新的药物，重新花费一段时间，这会让患者处于不稳定的状态。对患者的病情来说，会造成不好的影响。因此，服药过程中，务必避免垂直断药的状况发生。

躁郁症患者有机会不用再服药吗?

许多患者在吃药一阵子,变得稍微稳定后,会主动提到关于减药或停药的事。对属于长期、慢性的躁郁病患来说,要减药或停药前,必须通过重重的考验。

我有机会减药或停药吗

如果要减药的话,基本前提是:患者精神状况是非常稳定、没有任何症状的,且这种状态已持续一段时间。"一段时间"这个词在不同患者身上有不同的意思。有些患者病情比较轻微,可能两三个月的稳定期就符合减药的条件。但也有些患者过去发病频率较多、症状较严重,可能需要至少一年,甚至两三年的稳定期,才能符合后续减药、停药的条件。倘若患者近期病情变化大,症状严重,合并有精神病症状,或有自杀、暴力倾向;情况不稳、时好时坏,此时就不太可能考虑减药或停药。

其他决定患者适不适合减药或停药的因素还包含,家人方面是否能提供足够的情感支持和必要的协助;患者本人是否有足够的病识感；是否能从生活中进行步调及生活形态上的调整等。经过通盘考量后，医生才能放心地和患者讨论减药或停药事宜。

药是不是要吃一辈子

许多躁郁症患者很关心"药是不是要吃一辈子"，这个问题必须依据每个人的状况来决定。最单纯的状况下，患者如果只曾出现过一次情绪发作（如只有一次抑郁或躁狂发作），通常医生会要求至少满一年的稳定服药治疗。若患者出现过两次发作，则需至少服药满一年到三年。当超过三次发作时，至少五年以上的服药是绝对必要的。这些数据只是临床经验原则。如患者在发作时，出现一些危险信号，如自杀行为、精神病症状等，就必须再加长用药治疗的时间。

对大部分患者来说，持续用药，让病情稳定，在医生的协助与监督之下，绝对是有可能逐步减药的，搭配调整生活状态、学习压力与情绪管理技巧、人际互动技巧等，在生活安定、心理稳定后，减药或停药的可能性将大大提升。

减药或停药的考量原则

具体来说,在减药或停药前,下列因素是衡量患者状况的基本依据:

•患者是否有病识感,知道自己有躁郁症,也清楚躁郁症的各种症状?

•患者能否具备觉察疾病复发的早期症状,如烦躁、易怒或失眠?

•患者在症状复发时,是否能清楚地发现,也知道复发时如何寻求协助?或者,有家人或朋友可以协助患者一起处理?简言之,患者是否具备足够的应对策略?

•面对压力时,患者是否有良好的压力调适能力?

•生活上,患者能否维持良好的、规律的生活状态?

•患者能否减少物欲?减少过度追求成就的习惯?

•患者能否从过去的急与躁,调适为放慢步调的生活状态?

减药、停药如何进行

经减药、停药评估后,若医生觉得患者精神状况稳定,精神症状缓解,生活状态平衡,便可逐步减药。减药任务并不简单，最重要的原则是，减药必须谨慎与缓慢。医生绝不会一下就突然把所有药物都停掉。药量须逐次递减。原则上每周减量，每次减一种，每种减量不会超过原本用药的四分之一。减药过程中如同刚用药时，患者需要密切返诊，让医生观察症状变化。患者也必须观察自己的状况，有任何复发迹象需及时返诊，千万不可逞强。

认识与躁狂、抑郁复发有关的危险信号

具体比较如下：

与躁狂复发有关的信号	与抑郁复发有关的信号
□情绪高昂	□情绪低落
□过度兴奋	□郁郁寡欢
□精力充沛	□陷入低潮
□无法睡觉	□对周围的事物漠不关心
□作息混乱	□话变少
□好争辩	□说话慢
□多话	□不想做事
□易与人起冲突	□活动减少
□过分慷慨	□动作缓慢
□变得敏感	□整天躺床
□易受环境的影响	□食欲不振
□对事情斤斤计较	□睡眠易惊醒／早醒

□爱批评　　　　　　□无法照顾自己
□易怒　　　　　　　□胃口变差或吃太多
□固执　　　　　　　□想法变得悲观
□有不合理的要求　　□觉得自己很没用

09

迎战躁郁，
生活必须改变

拒当夜猫族，变身早起鸟

除药物治疗外，妥善安顿生活作息，是避免躁郁症恶化、复发的基本功。保持健康，维持稳定与平衡，是减少情绪波动的最好保护。

调整作息非常重要

躁郁症是一种以情绪波动、混乱为核心的疾病，这样的混乱很容易进一步造成生活作息的不规律。因此，维持规律的生活作息，从根本上调整与改变生活状态，对于预防情绪紊乱，是非常有效的。

临床上，有一群患者在知道自己罹患躁郁症后，愿意听从医生的建议，重新检视自己的生活作息，理解到原来生活中的各种压力、生活状态的混乱，是情绪波动的元凶之一！在稳定服药和与医生讨论后，这些人彻底地改变了自己的生活状态，经过一两年的坚持、搭配用药、稳定观察后，他们的情绪疾病几乎不再复发。他们顺利通过减药前的重重关卡，坚持规律的生活作息及生活状态，慢慢减药，直到医生也诊断他们不必再服药。让这一切发生的背后，就是这些患者对于改变、调整为健康生活状态的坚持。

让睡眠回归自然常态

躁郁症患者大部分是夜猫族，不然就是作息混乱，而且经常从很年轻的时期就开始。有不少患者很享受半夜那种宁静时刻，在这种时候，他们大脑快速运转，变得很有效率。然而长久下来，这样作息不规律的习惯会打乱人体跟着自然更迭的生理时钟。因此，如何让自己在睡眠上维持稳定，是调整生活状态关键的第一步。维持每日在固定时间上床睡觉、固定时间起床，对于预防情绪复发是很有帮助的。

睡眠对躁郁症症状的影响非常明显，只要比过去几天少睡几个小时，躁狂发作的机会便可能大大增加。

在帮助自己调整睡眠上，有些提醒：

• 从傍晚开始，就应尽量避免服用含有咖啡因的饮品。

• 尽量避免睡前三小时内进行任何剧烈运动、避免太晚洗澡。

• 不在房间内进行任何让自己感觉有压力的活动，如办公事、看新闻、看过度刺激的书籍。

- 睡觉前给自己一段时间好好放松，不使用任何 3 C 产品。

- 真的睡不着时，不要"强迫自己入睡"，先起来看点书、喝点温牛奶、做点温和的事情。或者可以在床上进行一些放松、深呼吸的练习。

- 养成每天放松的习惯。

- 睡不好往往是症状的一部分，当自己出现这样的状况时不用气馁。

- 在必须出国旅行、开会而可能影响到睡眠的状况下，预先和你的医生进行讨论，准备调整生物钟。

- 花段时间检视睡眠环境：房间环境是否舒适，是否有舒服的温度、灯光、床具、枕头、棉被？

- 在床上只做两件事（睡觉与性行为），不做其他事情。

工作即生活，慢活怎么活

对多数人来说，工作是生活压力的一大源头。好好思考工作对生活的影响，以及如何调整工作所带来的压力，也是预防躁郁的重要步骤。

思考自己与工作的关系

给自己一点时间，仔细想想你与工作的关系：

• 目前的工作带给你多少压力、紧张感？

• 这样的工作是否造成你体力、心力上过度的负荷？

• 是否扛起太多责任了？

• 有没有找到健康方法，来缓解这样的负荷与压力？

• 这样的负荷是否已经超出你的忍受范围？

• 是否正在牺牲自己的健康，来换取工作的成就与表现？

这些问题都值得仔细思考及诚实回答。若目前的工作内容与状态已经超出负荷，甚至根本就是造成自己情绪起伏的元凶，那进行工作内容、职务的调整就应该列入考虑。尽可能找到一个具有适当压力，但压力又不会过头，反过来压垮自己的职务，是调整生活状态的第二个关键。人一天二十四小时，三分之一的时间在睡觉，剩下的时间多半是与工作为伍。仔细检视自己的工作，对生活状态的调整是很重要的。

提到工作，让人不得不想到"快"与"效率"。轻躁或躁狂发作时，患者的一切都快了起来。情绪转变快、说话快、脑子动得快、想法多、决定迅速……有时候，这种快也会变成习惯。很多患者在职场上其实是不折不扣的"急惊风"。这样的快与急，很容易影响到工作与生活。值得注意的是，在追求快速与效率的当下，身体多半是紧绷的，遑论压力默默地囤积。长此以往，对身体绝对有不良影响。因此，从根本上去练习让自己"慢"、变得稳定，是值得下功夫的。

慢活中的艺术

现代社会追求效率、速度，特别在职场上，每一个领域都在追求用更少的时间做更多的事。整个社会似乎都对效率成瘾了。因为这么一来，才能让产业和经济发展得更快速，但快速发展的背后，却也牺牲了很多慢才能看见的风景。

　　慢活的概念在现代社会中逐渐被强调。事实上，并不是规定自己把速度变得和蜗牛一样才叫慢活。真正的慢活，是在快与慢之间达到一个平衡。愿意留给自己时间与空间，在不同的事情、不同的任务之中，省思自己应该用什么速度去应对。这种平衡并没有绝对的公式，只能靠自己不断去尝试，才能发现各种情境中最恰当的速度：该快则快，能慢则慢；与此同时，心境上却是保持稳定淡然。这也是许多躁郁症患者的人生课题之一。

人生转折点，走前停看听

面对人生重大关卡，如何做决定，考验了每个人的智慧。对多数人来说，不管是面对人生中正向的改变还是负向的改变，其实都会有压力。而过度的压力往往就是造成躁郁症复发的原因之一。

人生必定会面对的关卡

二三十岁和四五十岁是躁郁症的好发年纪。很多人在这些时期，会面临许多人生中的重大关卡。与工作有关的如待业、就业、转业、失业，抑或后来的退休。与人生有关的如结婚、离婚、生子等。不管是正面的或负面的关卡事件，都会给人压力。而压力就易造成情绪的波动，也容易诱发情绪问题。

面临人生重大关卡，做出任何重大决定时，都应该先停下来，仔细思考对于这些生活变动，是否已经准备好。对于改变所带来的影响，是否已想清楚？把这些问题都考虑清楚，也想好应对策略后，再做出适当的决定，能减少生活改变所带来的情绪上的冲击。

留意生活中的"失去"

天有不测风云，人有旦夕祸福。人生必须面对很多"失去"的时刻，这些失去往往也是一种压力。人生有什么可以失去呢？

- **失亲**：失去配偶、失去父母、失去孩子、失去亲人。
- **失婚**：离婚。
- **失能**：失去工作能力。
- **失财**：因投资、被骗等原因而失去财富。
- **失败**：投入之后无法获得预期的结果。
- **失学**：失去念书的机会。
- **失恋**：感情关系的终止。
- **失乐**：无法从生活中找到愉悦感受。
- **失身**：丧失对于自己身体的控制感。
- **失去健康**：在身、心方面因疾病而变得不健康。

列举的这些失去，或许只能呈现出人生的一小部分。但无论如何，这些失去事件都是一种压力。面对失去，人们容易变得情绪低落、难过，也进一步使躁郁患者处于复发的风险中。因此，在这些重大时刻，若发现患者状况变差，及早返诊、就医治疗、重新评估是最明智的决定。家人的陪伴与支持将是帮患者走过这些人生重大时刻的重要力量。

不能被忽视的老生常谈

仔细回想，你是否善待过自己的身体？你是否给自己足够的睡眠？是否吃了丰盛而营养的早餐？是否在繁忙之余给自己喘息的空间与时间？是否有充足的运动，让自己的身体有机会获得舒展？

饮食的提醒

三餐是人类生存能量的基础，当无法健康、均衡、营养地照理三餐时，人就容易处于生病、体质脆弱的状况。这个提醒，无论对生理疾病或是心理疾病（如躁郁症）来说，都是重要的。举例来说，在均衡饮食方面，以下几点原则是必要的：

- **少吃高脂肪、高胆固醇的食品**：理想来说，总热量应该只有三成来自脂肪食品。

- **少吃高热量的食品。**

- **注意盐分、糖分的摄取，不要过多**：除三餐外，很多零食、点心、饮料中都加了过量的盐分或糖分。

- **多吃五谷杂粮**：理想中总热量来源最好有超过一半是五谷杂粮。

- **勿过分摄取蛋白质**：吃太多的蛋白质容易加重肝肾负担，这点连吃素者都容易出现。

值得一提的是，多数躁郁症患者对于"肉"本身是很敏感的，摄取过量的肉类，在进行后续的消化、处理时，很容易让患者的身体处于脆弱的状态。举例而言，下班后找三五好友上酒馆、吃烧烤、麻辣火锅等大快朵颐的时刻，往往容易不自觉地吃下过多红肉、油炸物，对身体来说无疑是巨大的负担。

在大自然中，肉食性动物和草食性动物的个性迥异。以肉食为主的动物，多半具侵略、攻击、战斗等较外放之特质，而以草食为主的动物则相反。这样的习性清楚地反映在饮食习惯上。因此，对躁郁症患者而言，尽可能适当管控肉食的量，多补充蔬果类食物，对于情绪稳定也是有帮助的。

除肉类外，许多人习惯每天一杯的咖啡因饮品（像是咖啡、奶茶、茶类等），这类饮品当中除容易使患者躁狂、兴奋的咖啡因外，通常也蕴含了过量的糖类，对健康都有不利的影响。除饮食原则外，在饮食的心态上，也有一些原则值得留意：

- 吃得好不见得要吃得多；七分饱，刚刚好。

- 早餐吃得饱，午餐吃得好，晚餐吃得少。

- 享受少量美味的食物，强过狼吞虎咽、食不知味。

- 不要将三餐当成例行公事，草率地解决，用餐时就专注在用餐上。

- 避免将饮食作为宣泄情绪、纾解压力的方法。

运动的提醒

运动是值得投资的潜力股。虽然下定决心运动对某些人来说难如登天，不过每天给自己一段时间运动，不但可以增加抗压性，也可让心情愉悦。

从事有氧运动对每个人的身、心健康都有所助益。快走、慢跑、爬楼梯、骑单车、跳绳、游泳、登山、瑜伽、有氧舞蹈、体操等有氧运动通常会花费一段时间，在这段时间内，通过运动，能适当提高呼吸与心跳数，除增进心肺功能外，还能帮助体重的控制。不过，在运动前也必须留意体能状况以及从事运动场地的安全。运动过程中，补充水分、适度休息也是重要的。

一个习惯的养成至少需要二十一天的努力，如果还没变成习惯，就很容易中断。如果已经有运动的习惯，可进一步检视：运动习惯是否已经达到"三三三"原则：每周至少运动三次、每次至少运动三十分钟、每次运动后的心跳速率需达到每分钟一百三十次及以上。

避免生病、避开对身体不好的东西

健康的身体是抵抗病菌入侵的盾牌。对躁郁症患者来说，保持身体健康很重要。生病时，往往也是身、心最脆弱的时刻。生病带来的疼痛或不适，有可能造成情绪上的波动。许多治疗疾病的药物也有可能引发躁狂、轻躁的发作，如非处方类感冒药，及抑制食欲、咖啡因、皮质类固醇和甲状腺的药物等。当不得已需服用药物前，一定要向医生告知自己正在服用的其他药物的状况。

有些人在心情郁闷时，喜欢喝酒来舒缓情绪；另有些人则因受不了酒精的诱惑而饮酒，两者皆会造成情绪的恶化。日常生活中，对大脑中枢有刺激性的物质，像是烟、酒、药物、毒品等，应该拒绝使用。这些物质的使用会使人的身心变得更脆弱，影响到先前药物治疗的效果；容易使患者情绪疾病再次发作，甚至增加患者自杀的风险。

适量服用保健营养品

除用药外，有些饮食辅助治疗对躁郁症也有帮助。必须注意的是，在从事任何辅助治疗前，都应与医生进行讨论，确认这样的辅助是有效果，同时不会干扰原本药物的疗效。切不可听信谣传或广播电台的偏方，随意尝试可能伤身的秘方。

市面上常见的保健食品，如辅酶 Q_{10}、B 族维生素、鱼油、葡萄籽以及相关的抗氧化营养品，可能对患者大脑、身体机能有滋养的效果，在医生的许可下可规律地服用。

• 辅酶 Q_{10}：属于抗氧化物，能帮助预防自由基对身体的伤害，减缓身体老化或 DNA 的损伤，也能协助维持免疫系统的运作。有研究显示，对失眠、抑郁患者来说，辅酶 Q_{10} 或有辅助治疗的效果。

• B 族维生素：B 族维生素具有促进新陈代谢、预防动脉硬化及心肌梗死、改善神经痛、维持神经传导等效果。研究显示，额外补充 B 族维生素，在抑郁症的治疗上，具有一定的助益。

• 鱼油：鱼油中含有丰富的 ω – 3 多元不饱和脂肪

酸（如 EPA 及 DHA），能维持细胞膜的运作功能，并帮助人体分泌好的前列腺素。此腺素和血清素有互相作用的功能，对于改善抑郁情绪也是有帮助的。有研究显示，高度浓缩的鱼油 EPA（二十碳五烯酸不饱和脂肪酸）胶囊，对改善躁、郁情绪有所帮助。

•**葡萄籽萃取物**：也是一种抗氧化物，可以帮助保护神经和脑组织。有研究显示此类萃取物可协助稳定情绪，有助于调节大脑的神经传递物质和预防多巴胺的减弱。

•**钙质**：血中的钙浓度与神经细胞的作用息息相关。钙浓度足够时，神经细胞是稳定的；反之，钙浓度偏低，神经细胞亢奋，会使心情变得焦躁、易怒。因此，有人说钙是天然的情绪稳定剂。

在此强调，这类补充品仅是"辅助"治疗品。在躁郁症治疗上，常规的药物治疗还是最重要的一环；补充品并不能替代正规的医学治疗。在服用这些补充营养品时，仍须咨询专业医生与药师。

认识压力与复发警讯

适当的压力可以促使个人成长，业绩增加；但过度的压力，会把人压得喘不过气，除心理负担外，也易引发身体症状，像是偏头痛、肠躁、身体疼痛、头晕、耳鸣、心悸，甚至严重到影响心血管及免疫系统等。

情绪和压力密不可分

压力和情绪波动、情绪发作有很大的关系。每个人面对压力的反应都不相同，事先认识自己处于压力时的警讯，对躁郁患者来说特别重要。在此整理了一些常见的压力警讯：

• **有压力时，我的情绪容易变得**……生气、有敌意、恐惧、沮丧、暴躁、易怒、面对好事仍开心不起来、情绪不稳定、恐慌感、浮躁不安。

• **有压力时，我的行为容易变得**……不信任别人、沉默、抱怨、责备、批评、哭泣、防御、否认、酗酒、抽烟、吃得过多、咬牙切齿、优柔寡断。

• **有压力时，我的想法容易变得**……缺乏想象力、健忘、无法注意细节、心不在焉、注意力不集中、反复回想过去、乏味、没创意。

• **有压力时，我的身体容易变得**……没胃口、疲惫、便秘、皮肤变差、拉肚子、迟钝、口干、多尿、头痛、心悸、静不下来、过度换气、胃痛、消化不良、恶心、呕吐感、狂打哈欠、手脚抖动、痉挛、不明原因冒汗、肌肉紧绷、发抖或抽筋、失眠。

压力大，躁郁易复发

躁郁的发病过程中，并不永远都是"躁"或"郁"的状态，患者仍会有一段时间是没有情绪发作的。通常通过药物治疗，可以让这样的状态维持一段时间。如患者积极减压、调整生活作息，规律饮食、运动，情绪复发的可能性也会减少。不过，生活中总是充满了不可避免的压力，有时难免碰到挫折，这时除之前提到的"压力警讯"外，患者也可能会出现"复发警讯"。清楚认识自己在躁狂发作或抑郁发作前的警讯，对家属和患者来说，都是很重要的。当有这些讯号出现时，应多加留意患者最近的情绪状态与用药状况（是否稳定用药？是否自行减药？）必要时，陪同患者返诊与咨询医生。

●在躁狂发作前，可能有下列的复发警讯：好争辩、多话、易与人起冲突、易怒、固执、情绪高昂、精力充沛、过度兴奋、浅眠、早醒、无法睡觉、有不合理的要求、过分慷慨、变得敏感、易受环境的影响、对事情斤斤计较、爱批评。

●在抑郁发作前，可能有下列的复发警讯：情绪低落、郁郁寡欢、陷入低潮、不关心周围事物、话变少、说话慢、不想做事、活动减少、动作缓慢、整天躺床、睡眠易惊醒／早醒、无法照顾自己、胃口变差或食欲过旺、想法变得悲观、觉得自己很没用。

10

有压力，该怎么办

找到属于自己的减压法

面对无可避免的压力时，应该认真去思考：有哪些事情可以帮助自己舒解压力？这里列举了一些值得尝试的减压方法，读者可逐一体验，从中找到适合自己的减压之道，并且将它当作生活中的一部分，养成每天的减压习惯。

什么是好的减压法

只要在从事这些减压活动的过程中，可以使人放松、舒服、产生正向情绪，且不会造成生理、心理的负面危害，都是适合的减压妙方。在进行这些减压活动时或在活动结束后，可以评估是否真的因为这个活动而身心舒畅。

常有人说，明明觉得出国旅游很开心，可是回家后，反而更累，面对工作提不起劲，为什么好好的度假反而让我身心俱疲？仔细一问才发现，原来是跟团出国，一个星期的旅游中，有三成的时间在搭车，到一个地点没多久就赶行程到下一站，根本没办法好好停下来享受当地的美食美景。所以，表面看似减压的活动，真的有让你减压吗？这一点也值得好好思考。

没有一个减压法是适合每一个人的，因此，找到属于自己的减压法，也是每个患者的重要任务。以下清单中提出的问题，可供评估"这个方法适不适合用来减压"时，作为决策参考。在做这件事的过程中：

- 是否安全？

- 是否会对自己或他人造成负面影响？

- 是否会影响到身体健康与心理健康？

- 完成后，是否确实给我放松的感觉？

- 是否在做的当时很减压，但是事后会让人感到后悔／内疚？

- 是否应该先与医生讨论这件事情是否适合进行？

以"疯狂血拼"为例，血拼本身是安全的，但确实容易对自己或家人的财务造成影响，虽然血拼完也会有放松的感觉，但是在事后往往容易让人感到后悔。因此，在用血拼来减压时，应斟酌财务状况，或者与医生讨论这样的减压方式是否适合自己。有些人压力大时，容易狂吃、狂喝，但暴饮暴食对自己的身体并不是件好事，也容易让人事后感到后悔。因此，暴饮暴食并不适合用来作为健康的减压方法。

放松也是要学习的

压力会对身体造成影响，特别是与酸痛、疼痛有关的症状。这时，给自己一些时间，做一些放松的练习是很有帮助的，也能舒减压力。

基础放松三部曲

步骤一 关注你的身体

停，请维持你现在的姿势一阵子。你有观察过自己在看书时是什么姿势吗？这个姿势是否让你的肩、颈感到酸痛？你在看电脑时、坐在办公桌前时、在开会做报告时、搬运重物时……是否曾经停下来，观察自己身体的状态呢？很多时候，身体是紧绷的，却因为"习惯"而不自知。这时候，若能短暂地停留片刻，留意身体的感觉，就能做一些调整，还给身体最舒服的状态。

步骤二 关注你的呼吸

科学研究发现，以静坐、冥想、禅修、关注呼吸为核心的活动，对身心健康是很有帮助的。在这类静态的活动中，可以通过深入、仔细地观察呼吸这样的过程，来体验与自己安静共处的时光。在欧美，这种正念练习已是一种风潮，正念还曾登上近期《时代周刊》的首页。除医院广设正念减压团体外，教育界、企业界也纳入了类似的课程，鼓励学生、员工用这种最不需要工具，但效果却可以维持的方法来减压。透过持续的练习，这类活动可以帮助个人慢下来，内观思绪及情感。透过观察呼吸、扫描身体、专注做一件事这些简单的方法，就能与自己的大脑更靠近。

步骤三 **用想象力带自己去一个舒服而享受的地方**

想象力是大脑最厉害的能力之一。透过想象力，结合上面提到的关注身体、关注呼吸，更能提升减压的效果。秘诀无他，就是利用口头的引导与指示，让个人在脑海中想象出一个情境，这个情境是要能带给自己放松感的，可能是：某个蔚蓝海滩的沙滩、某个播着古典音乐的下午茶餐厅、某个日照煦煦的广大草原。透过这样情境的营造，暂时远离目前的环境，让身心安顿片刻。即便身处喧闹的公司或繁忙的车流中，当感到压力时，随时都可以用这种方式，让自己休息片刻。

深深吸气，认识腹式呼吸法

在门诊中常和病人讨论一些可以自我放松的方法，这些方法进行时，通常需要一些时间及指导。最常见的就是腹式呼吸法。在进行这些放松练习时，你可以自己缓慢念这些指导语，然后录下来；也可邀请家人、朋友等帮你缓慢朗读这些指导语。须提醒的是，有恐慌症状的患者在进行这些练习时，最好有专业医生、心理师在旁协助指导。

步骤一 改正呼吸习惯

首先，请给自己一些时间躺下来，双手放在前胸上半部，感觉胸口在呼吸时的起伏，维持这个姿势一分钟（暂停）。接着，双手放在肋部，双手手指几乎碰在一起，试着感觉呼吸时肋部的上升、下降之起伏，维持这样的姿势一分钟（暂停）。然后，把双手移到腹部，让双手彼此轻轻接触，感觉腹部呼吸时起伏、自然上升、下降，轻缓地呼吸一分钟。试着在呼吸时养成缓慢的节奏。接着，慢慢站起来，找到一面镜子，面对镜子深呼吸，观察自己的呼吸方式。看看你的肩膀在呼吸时，是否过度地耸起，这可能表示呼吸不够深入。再接着，把一只手放在胸口上、一只手放在肚子上，深呼吸时，看看哪只手先动？如果胸口先于腹部，表示你的呼吸太浅了。最后，试着慢慢调整自己的呼吸。

步骤二 腹式呼吸法

腹式呼吸法有别于以往的呼吸，是一种比较深度、缓慢而专注的呼吸方式。给自己大概十分钟的时间，找到让自己感觉安心的空间，可以坐着或躺着练习。开始前，请想象你的肚子是一个大大的气球，在呼吸时，请你深深地、慢慢地吸，想象把气送到你的肚子。同时，可以把一只手放在胸部，一只手放在腹部，感受一下自己呼吸的位置和速率；通常吸气之后，肚子会鼓起来。练习吐气的时候，比原本的速度再慢一点、吐出的气流比平常再少一些。试着观察并确认自己掌握了正确呼吸的部位，再进行下一步骤。（停顿）接下来，把双手交叠在腹部之上，感受腹部上下起伏。当你觉得你已经可以舒服、自在地深度呼吸时，可以慢慢把眼睛闭上，让自己的身体也静下来。在过程中，不断提醒自己，深深地吸、慢慢地吐，仔细观察身体因呼吸而有的变化。把新鲜的空气吸到身体里，把不愉快的、烦躁的想法都吐出来。一吸、一呼，一次只做呼吸这一件事。试着练习十分钟。

做完放松练习之后，记得把自己的动作、步调放慢，喝口水，伸展一下身体，记得放松的感受，再慢慢回到原本在做的事情上。

其他放松技巧

除腹式呼吸法外，自我暗示放松法以及渐进式放松法也是精神科医生或临床心理师常和病人讨论与练习的放松法。建议先缓慢念这些指导语，然后录下来。或者，邀请家人朋友帮你缓慢地朗读这些指导语。须提醒的是，有恐慌症状的患者，在进行这些练习时，最好有专业医生、心理师在旁协助指导。

自我暗示放松法

首先，请你把眼睛闭起来，尝试去感觉全身的重量是否均衡地分配在你的两只脚、大腿、背部以及手部。（停顿）现在，请你把一部分注意力移到你的呼吸上，试着轻松地吸进来，慢慢地呼出去。并且稍微控制一下，让你的呼气比你的吸气更长、更慢些。（停顿）接着，请你再把一部分注意力转移到你的心跳，尝试着去感觉你的心跳。（停顿）最后，请你再把一部分注意力转移到你的两个手掌心上；同时，请你在心里强烈地告诉自己："让我的手心温暖起来。"（停顿）现在，把你的注意力分散在四个层面上：一边留意身体的平衡、调整自己的呼吸，一边去感觉心跳，同时不断暗示自己"让我的手心温暖起来"，继续尝试下去。

渐进式放松法

找一个舒适、安静的地方坐着，先给自己一段时间好好呼吸。接着，请试着深深吸一口气到肚子里，同时将你的双手肌肉慢慢地绷紧，握紧拳头，再用力一点，倒数三、二、一之后，请放松，深呼吸，回想一下刚刚手部紧张与放松的差别（停顿）。再试一次。将你的双手肌肉慢慢地绷紧，拳头握紧，再用力一点，倒数三、二、一之后，请放松，深呼吸（停顿）。再接着，以同样的方式，让自己的脸部包含额头有紧绷的感觉，深呼吸后，让头部往上仰，额头紧紧往上推挤，把皱纹挤出来，拉紧你的头皮及额头。再用力一点，倒数三、二、一之后，请放松，深呼吸（停顿）。然后尝试颈部及肩膀，深呼吸之后，请把肩膀用力往上挤，保持在紧绷的状态，倒数三、二、一之后，请放松，深呼吸，让肩膀自然下沉（停顿）。当你熟悉紧张与放松的差异之后，你就有机会留意日常生活中，何时你是紧绷的、何时你是放松的。在这个练习中，你可以寻找自己身上各部位的肌肉，只要能紧绷与放松的地方，都可以做这样的练习。像是手臂、胸部、腹部、背部、腿部等。在这一过程中需要用力时，只要尽力就好，小心不要用力过度，以免产生伤害。最后，请你逐一探索自己身上的肌肉，通过一紧、一松的练习，让自己的身体像被拧干的毛巾逐渐张开一样，放松下来。

对于放松有困难的患者，可考虑协寻专业人士与仪器。在各大医院精神科、心理室或身心精神诊所，多半有称为"生理回馈仪"的器材。这类器材可以捕捉到你身体的一些生命现象，像是心跳、呼吸、体温等数据。这些数据可以呈现你现在紧张、放松的程度。通过治疗师的协助，你可以在现场进行放松训练，然后观看自己生理现象的变化。对很多觉得自己无法放松的人来说，利用这些科学数据，看到他们因自己的调整而改变，是破解这种迷思的最好方法。

从生活中找到放松点子

生活中，有许多触手可及的减压资源就在身边。譬如：泡温泉、身体按摩、芳香疗法等，也可以达到放松、减压的效果。

瑜伽

瑜伽是一种古老的东方哲学，是一种对体力、脑力、心灵的训练。在瑜伽过程中，透过姿势、操练，对身体、心理进行锻炼。许多人在瑜伽的过程中找到内心的平静、简朴感与和谐。也有人说瑜伽改善了自我控制力。每一个动作都值得专注、认真、慢慢地做。瑜伽也能帮助个人控制过度呼吸、换气的习惯，舒缓紧张情绪，帮助大脑放松。初学瑜伽，可以参加瑜伽班，找一个老师，帮助你更容易地进入瑜伽的世界。

精油薰香疗法

利用植物、花朵萃取的芳香精油来帮助人类放松、入睡，这种方法已经有很悠久的历史了。研究显示，香气可以刺激脑内嗅觉神经，促进大脑中控制情绪和记忆的脑区，并且调节荷尔蒙与脑波的紊乱，使之回归平稳。此外，闻闻花香、到大自然走走、享受森林芬多精，重新打开你的嗅觉，也是一种减压的好方式。

泡温泉、按摩、SPA

泡温泉、按摩、SPA 都是重新打开身体感官知觉的好方法，在这一过程中，也可无形地帮助你释放累积许久的压力。你也可以在家里的浴缸自己 DIY，寻找适合的温泉粉、精油等，帮自己打造一个可以尽情享用的温泉。在精油选择上，不同配方的精油可能有不同的疗效。对容易焦虑的人来说，可考虑柑橘、玫瑰、马郁兰、柏树；对心情低落的人来说，可考虑葡萄柚、苦橙、薰衣草、柑橘；放松身心的话可选择香柠檬、香叶天竺葵等。

11

给躁郁亲友的
生活指南

如何面对躁郁儿女

对于有躁郁症家族病史的家庭，父母在教育孩子的过程中，须特别留意之前曾提到"高情绪展现"的互动状况，避免让孩子处于诱发躁郁情绪的风险中。同样的，对于家中已有躁郁症患者的家庭来说，更应该减少高情绪展现的互动方式，避免让患者症状恶化或复发。

亲子互动有方

具体来说，创造一个温暖有爱且具有支持性的家庭环境十分重要。家庭成员在互动时，应养成多倾听的习惯，沟通时也应互相尊重、接纳彼此的观点与看法。互动态度上，应该尽可能地温和、友善，保持积极、正向的态度。以下几点在教养与沟通时的建议，也是家人在互动时，可以试着练习调整的方向：

• 试着维持一个理性、温和、友善的互动环境；不使用带有讽刺、调侃、责难意味的言语，这只会让沟通充满更多阻碍。

●保持想法的弹性、接纳不同的声音，不急着反驳、驳斥、争辩。

●在保护孩子与让孩子独立之间，找到一个平衡点；不要让孩子有被过度干涉的感觉，留给孩子做决定的空间，尊重他们的想法与决定，并且表达在孩子遇到困难时，家长随时都愿意提供协助的意愿。

●看见孩子的缺点是很容易的，但同时也应试着发现孩子的亮点，针对孩子表现好的地方，看见孩子的努力，给予适当的鼓励和支持。

●试着站在孩子的角度去思考，试着理解他为什么做这样的决定、说出这样的话、做出这样的行为、有这样的感受？

●对孩子的表现保有理性的期待，且不过度要求；对孩子的尽力表现给予肯定，认可他们在过程中付出的心血，给予支持鼓励。

家庭的互动与沟通形式虽然大多已定型，或变成了一种习惯，但这并不表示家人间的相处方式没有办法改变或调整。唯有通过持续的留意、观察成员彼此互动的状况，才有可能从中去发现值得修改的细节。

全家一起来减压

减压对躁郁症患者来说是件重要的事。然而，患者家属也是压力很大的一群人，因此家属本身的减压也很重要。在门诊中医生常鼓励患者家属，在患者状况稳定时，多全家出门走走。这不但可以让患者减压，也能让全家人获得休息。

在心情烦躁、低落时，人们总习惯把自己关在家里，但这样其实对情绪改善的帮助很有限，不妨出门散散步。研究显示，走路十分钟，便能让头脑保持清醒，轻快走路走个四十分钟，就能降低百分之十四的焦虑感。在走路散步的同时，除吸收芬多精外，还建议晒点太阳。身体会利用太阳光来合成维生素D，可促进人体钙质的吸收，减少压力，增进健康。

全家一起进行的活动还有别的选择。关掉电视，少看负面的新闻与信息，多看点轻松的喜剧、带点情感的剧情片，让自己暂时忘却生活中的琐事，舒服地跟着电影主角体验不同的人生。据调查，男性最常用的方式为运动减压，其次为看电视、电影；而女性则更常用看电视、电影以及找亲友诉说来减压。无论如何，到影院看场电影是个适合两性或全家人共同减压的方法。

音乐也是适合自己或与人共享的减压密技，无论是动感的流行音乐、放松的轻音乐、优雅的古典乐，在聆听的过程中，都能练习享受专注在音乐上的喜悦。聆听时，尽可能选择节奏感适当的音乐，不要过吵、过于强烈的音乐。可以的话，戴上耳机，让和缓的音乐充满你的双耳，减少负面情绪、压力想法。有研究显示，聆听温和的音乐可使人血压降低、呼吸速度变慢，肌肉紧张程度减少。全家一起听演唱会、音乐会也不失为好的减压法。

除上面介绍的方法外，日常生活中做很多小事也能有放松的感觉。当然，不是每一件事情对每个人来说都是一种放松，必须亲自尝试后，才能知道这些事情对自己是否有放松效果。以下列出了一些可能有助放松的活动，下次压力大时，不妨尝试一下。

画图、跳舞、玩乐器、与宠物玩、阅读小说、做白日梦、照顾盆栽、学习新事物、到夜市走走、早起看日出、到海边看夕阳、到附近郊山走走、到动物园看动物、边播音乐边整理房间、坐在咖啡馆观察你周遭的人、联络很久没见面的朋友、唱歌给自己听、到博物馆看看展览、拥抱自己的亲朋好友、在部落格写点心情日记、去教会／佛堂让自己放松……

我好想死，我不想活了

躁郁症患者一生中的自杀风险为百分之十七到百分之十九，这个数字是一般大众的十五到二十倍。有四分之一到二分之一的患者在一生中有过至少一次自杀企图。企图自杀这样的状况经常出现在躁郁症患者中。

陪伴患者走过低潮

在面对患者可能脱口而出的一句"我好想死""我不想活了"这些话时，身为亲友，当下往往会感到震惊、害怕。不过，除担心外，亲友也可以成为自杀防治的重要守门员。以下数点建议是亲友在面对患者有自杀意念时的参考。在患者有自杀意念时，记得要陪伴患者协寻医疗资源，帮助他们渡过这次难关！

•**别害怕与他们讨论**：若感觉对方状态不稳定时，与他们讨论怎么了是很重要的行动。即便患者告诉你他有自杀的想法，也别过于担心，冷静地倾听他的想法；必要时，带患者到医院就医或住院。

•**耐心安静倾听**：做一个安静的听众，专心地聆听他们内心的想法和问题。研究显示，许多想自杀的人其实是想找一个安全之处，可以自然地说出他们的恐惧与焦虑。和平常对话不同的是，必须练习不要急着评论、给予意见。练习听患者所说的每句话，还要去体会他们背后的心情。

•**尊重与保密**：在与有自杀念头的人互动时，请表达出你的关心和尊重，也就是在过程中，不要试图指导、引导、建议他们；并且承诺为他们严守秘密；仅在危急时，才会通报医护人员；这么做也是希望他能平安。表达你的关心，让他们感受到人际间的温暖，将会大大打开他们的心房。

•**不让想自杀者独处**：绝大多数企图自杀者在自杀时，都是一个人独处的状况。因此，在知道患者有自杀的风险时，应尽量避免让患者独处。

•**协寻专业机构辅导**：这点是至关重要的！在了解患者的自杀想法之后，患者与家属仍觉得患者本人有极高动机与可能自杀时，应陪伴患者协寻可靠的医疗资源（如急诊、各大医院、自杀防治中心等），通过专业的协助，陪伴患者渡过这次难关。在就诊过程中，请不用忌讳，不必认为自杀是一件羞愧、不名誉的事情。有这样的想法多半是受病症影响，所以试着和医生表达自己有这样的想法、念头，不但是勇敢，也是重要的事。

家属还可以做些什么

除病人外，在躁郁症治疗的路上，其实患者的家人与朋友是最感到不安的一群人。身为患者的重要友人，有很多事情是可以做的。这些行为可以帮助患者更好地适应躁郁症。

接纳躁郁，陪患者参与治疗

首先，陪同患者参与治疗。和患者一起认识躁郁症，有这些知识，将使你更能支持患者，陪他一起管理出现的症状，走向稳定的路。在过程中，你可能多少会受患者症状影响而心情不佳，这是很正常的。不过，若你对这个疾病有更多了解，你就会知道，这些全是源自疾病的症状，而不是患者故意要造成的。

家人应该学着接纳躁郁症，接纳家中有人罹患这样的疾病。这可帮助家人更好地面对与躁郁症患者生活可能会碰到的困难。躁郁症状起起落落是很正常的，有时变好、有时变坏，都很常见。稳定与进步是一个需要时间的过程，不要设下太高标准的期待；你需要陪着患者一步步往前进。

支持患者参与治疗。当患者出现躁狂、抑郁症状时，鼓励患者就医。鼓励家中成员都成为治疗团队的一分子。让全家人都知道治疗是怎么进行的。在治疗之外，也鼓励患者多参与家庭活动。

留意患者服药状况与症状变化

鼓励患者规则用药，可以有效减低躁郁复发机会！很多患者往往会因为怀念躁狂的舒适感而想停药，断断续续地用药，这样反而会降低药物的效果，甚至让疾病复发时的症状更为严重而难以控制。鼓励患者多与医生讨论药物副作用，找到适合个案的药物。

协助患者留意复发信号。躁郁症总是起起伏伏，有时进步，有时退步。身为家人、朋友，你可能比患者本人还容易发现有某些复发症状出现的迹象。在发现时，鼓励患者稳定作息、规则服药，并返诊咨询医生。

试着减少患者的生活环境压力。压力是复发的重要因素，尽可能让患者处在一个有结构、安全、支持、可以预测的生活环境中。避免让患者面对挫折、对患者吹毛求疵、要求过高，也避免让患者处在过去曾感到压力或不喜欢的环境中。留意居家环境布置应以简单安全为原则。这些都是身为家属可以做到的。

照顾病人前先照顾自己

　　由于大众对躁郁症的了解有限，很多患者在家中有躁、郁发作的状况时，家人可能不知道"原来这是一种疾病"，而把患者的情绪波动、暴躁当成个性的一部分。

　　李太太一直以来就是个严格、好批评、爱评价与比较的妈妈。虽然个性精明，把家中大小事处理得很好，无须另一半担心，但每次躁狂发作时，都会在家中暴怒，看任何事情都不顺眼；丈夫、小孩都非常害怕她。但在与邻居聊天、公司上班的时候，旁人却看不出来李太太有什么不一样的地方。

　　有次，李先生下班晚了点回来，李太太就大发雷霆，原本只是一件好好解释就能结束的事情，被李太太无限放大。噼里啪啦地说不停，李先生只有在旁点头道歉的分儿。后来，反而是李先生自己来到门诊，说他自己受不了了，请医生救救他。

这样的状况在门诊中并不少见。很多躁郁症患者在发作时，会将小事放大，变得多疑、执着。由于躁狂发作时，患者思维变得断断续续、飞快、跳跃，因此很难与患者理性地交流、沟通，患者更易因此动怒。

家人压力大，记得多照顾自己

躁郁症当中的某些症状对家人或亲近的朋友来说感受特别明显；但与患者交情一般的同事、朋友可能不会觉察到异状。因此，身为躁郁症患者的家人或照顾者，往往也承受着相当大的压力，有人因而出现抑郁、焦虑、失眠，甚至一些精神病症如幻听、妄想等。因此，无论是在照顾患者的同时，或是觉察家人可能有异状的过程中，其他家属都应该好好照顾自己。必要时，也不用忌讳求助专业人士。毕竟，先把自己顾好，才能把病人照顾完善。

医生常提醒家属，在照顾病人的同时，别忘了留一些时间给自己，用来安排属于自己的活动与休闲计划。同时，知道自己的限制在哪，也不吝于向其他人求助。在过程中，对于病人的症状变化不用自责。但一定要相信，自己对病人的康复有正面的影响。若病患的进展速度不如预期，也不是个人单方面的原因造成的。

除好好照顾自己外，还要保持乐观和希望！通过稳定治疗，多数躁郁症患者还是能保有原来的生活质量的，也能工作、学习，开展自己的人生。

当患者出现轻躁症状时，家人可以提醒患者这么做：

- 调适过多、过量的行为。

- 从事放松、减压的活动。

- 把休息的时间拉长。

- 咨询医生。

- 观察药物服用状况。

当患者出现轻躁症状时，家人可以提醒患者尽量避免：

- 过度享受亢奋的感觉。

- 过度冲刺、行动、活跃。

- 什么事都不做。

- 找更多事情来做。

- 花更多钱、吃更多东西来减压。

如何陪伴躁狂、抑郁发作的患者

在患者躁狂或抑郁发作时，家属、朋友应该如何面对患者的躁、郁症状？此处列举一些建议，是患者家属、朋友必须留意的知识。

当患者躁狂、轻躁发作时

守则一 **当患者心情高昂、亢奋时**

• 保持冷静、平静。

• 不要随着患者的高亢、兴奋而"起舞"。

• 沟通时，使用简单、直接、清楚的语言。

• 确认对方确实理解你说的话，你可能需要多说几次，但必须有耐心，不要催促患者。

• 避免与患者起冲突，减少这种事件发生的机会。

• 当觉得患者的高亢情绪稍微舒缓时，温柔点出："你现在心情感觉好亢奋啊，要不要去听点轻音乐休息一下？"

守则二 **当患者想法停不下来（意念飞跃、思考奔驰）时**

• 不要给患者提太多要求。

●减少环境中的刺激、避免大音量的人事物。

守则三 **当患者自我感觉太过良好时**

●避免与患者发生冲突。

●在心中知道患者确实在某些地方有长处。

●避免让自己过度被个案患者的说服性言语、建议等影响。

●告诉自己这是症状的一部分。

守则四 **当患者大声说话、难以打断时**

●此时和患者互动是很辛苦的，记得留一些空间、时间给自己。

●当你需要空间时，试着管控自己的情绪状态，对方可能会主动挑起战火（你会急着想防备）；切记，对方此时处于症状中，他并不觉得自己是无理的。

●在与患者的互动中寻找乐趣。

守则五 **当患者变得好动、能量十足时**

●留意患者肢体状况是否已到会出手打人的程度（需住院）。

●鼓励患者将能量用在正常的活动上（如运动）。

●在夏天，鼓励患者适度补充水分。

守则六 **当患者不想睡觉时**

●鼓励患者运动完好好洗个澡；泡澡。

●鼓励患者喝点温牛奶、温开水（不要饮用含有咖啡因的饮品）。

守则七 **当患者出现冲动、冒险的行为时**

•根据自己和患者的关系，保持适当的界限，避免患者对自己有过度、不合理的要求。

•必要时，要保护好自己。

•减少患者进行冲动、冒险行为的机会（如暂时保管车钥匙）。

守则八 **当患者出现妄想、幻觉等状况时**

•不要与患者争辩这些想法的真实性。

•试着了解患者出现这些妄想、幻觉时有什么情绪。

•必要时，针对这样的状况咨询医生。

当患者抑郁发作时

守则一 **当患者郁郁寡欢，对生活中的大小事看起来缺少乐趣、兴趣时**

•知道这样的情绪不是旁人可以用鼓励、刺激的方式就能变好的。

•试着跟患者讨论，这样的情绪是怎么来的，而不要急着改变患者的心情。

•传达你对患者的关心与爱。

- 患者需要的不是"命令、要求、指示"，而是陪伴。

- 和患者聊聊天，降低对患者的期待。

- 患者可能不会很主动地回应你，但你只需让他知道你是愿意陪伴他的。

守则二 当患者容易分心、无法专注时

- 避免让患者使用危险的器具，无论在职场中还是家中。

- 对患者能做的事情保持现实感，不要给患者超过他能力的任务。

守则三 当患者没有活力、有疲惫感时

- 不要要求患者做超过他能力的事情。

- 保持耐心。

- 即使患者完成小小的事情，也可以给他鼓励。

守则四 当患者觉得自己很无用、有罪恶感时

- 试着跟患者讨论这样的情绪是怎么来的，而不要急着改变患者的心情。

- 找到患者曾经做到、完成的小事，和患者分享。

- 不要急着"解决问题"，患者可能还没准备好要面对。

- 谈话时，避免长期聚焦在"自我批评"上。

守则五 当患者胃口改变时

- 留意患者营养摄取状况。

● 注意当患者拒绝进食时，可能需要住院。

守则六 当患者睡眠异常时

● 鼓励、带领患者进行温和的运动（如散步）。

● 咨询医生哪些药物可能对睡眠有帮助。

守则七 当患者出现自伤、自杀的想法时

● 温柔但严肃地和患者讨论这样的想法。

● 留意任何可能自杀的举动，必要时患者可能需要送医或住院。

● 咨询专业医疗人员。

当患者出现轻微抑郁症状时，家人可以提醒患者这么做：

● 重新组织、安排现在的生活，或找人协助。

● 寻求社会支持，找朋友聚聚。

● 透过放松、找事情做的方法来避免过度专注于负面想法。

● 学习评估、辨识自己在抑郁时的负面想法。

当患者出现轻微抑郁症状时，家人可以提醒患者尽量避免：

● 躺在床上，希望抑郁快点结束。

● 吃比原本还多的药，希望抑郁快点结束。

● 什么事都不做。

北京市版权局出版境外图书合同登记号　图字：01-2019-4577

图书在版编目 (CIP) 数据

战胜躁郁：翻开就能用的躁郁治疗手册 / 夏一新著 . —北京：中国法制出版社，2019.10

ISBN 978-7-5216-0456-6

Ⅰ . ①战…　Ⅱ . ①夏…　Ⅲ . ①抑郁症 – 防治　Ⅳ . ① R749.4

中国版本图书馆 CIP 数据核字（2019）第 178732 号

原出版社：健行文化出版事业有限公司

作　　者：夏一新

策划编辑：　李佳（amberlee2014@126.com）

责任编辑：　李佳　冯运（fengyun1s@126.com）　　　　　封面设计：汪要军

战胜躁郁：翻开就能用的躁郁治疗手册
ZHANSHENG ZAOYU: FANKAI JIU NENG YONG DE ZAOYU ZHILIAO SHOUCE

著者 / 夏一新

经销 / 新华书店

印刷 / 三河市紫恒印装有限公司

开本 / 880 毫米 × 1230 毫米　32 开　　　　　印张 / 7.25　字数 / 111 千

版次 / 2019 年 10 月第 1 版　　　　　　　　　2019 年 10 月第 1 次印刷

中国法制出版社出版

书号 ISBN 978-7-5216-0456-6　　　　　　　　　　　　　　定价：39.80 元

北京西单横二条 2 号　邮政编码 100031　　　　　　　　传真：010-66031119

网址：http://www.zgfzs.com　　　　　　　　　　编辑部电话：010-66054911

市场营销部电话：010-66033393　　　　　　　　邮购部电话：010-66033288

（如有印装质量问题，请与本社印务部联系调换。电话：010-66032926）